传染病影像学诊断指南

名誉主编 戴建平　李　宁

主　　编 李宏军　施裕新　陆普选

副 主 编 刘白鹭　李　莉　鲁植艳　高全胜

人民卫生出版社

图书在版编目（CIP）数据

传染病影像学诊断指南/李宏军,施裕新,陆普选主编.
—北京:人民卫生出版社,2016
ISBN 978-7-117-21747-7

Ⅰ.①传… Ⅱ.①李…②施…③陆… Ⅲ.①传染病-
影象诊断-指南 Ⅳ.①R510.4-62

中国版本图书馆 CIP 数据核字(2016)第 212940 号

人卫智网	www.ipmph.com	医学教育、学术、考试、健康,
		购书智慧智能综合服务平台
人卫官网	www.pmph.com	人卫官方资讯发布平台

传染病影像学诊断指南

主　　编:李宏军　施裕新　陆普选
出版发行:人民卫生出版社(中继线 010-59780011)
地　　址:北京市朝阳区潘家园南里 19 号
邮　　编:100021
E - mail:pmph @ pmph.com
购书热线:010-59787592　010-59787584　010-65264830
印　　刷:北京汇林印务有限公司
经　　销:新华书店
开　　本:850×1168　1/32　印张:9.5
字　　数:238 千字
版　　次:2016 年 10 月第 1 版　2016 年 10 月第 1 版第 1 次印刷
标准书号:ISBN 978-7-117-21747-7/R·21748
定　　价:65.00 元
打击盗版举报电话:010-59787491　E-mail:WQ @ pmph.com
(凡属印装质量问题请与本社市场营销中心联系退换)

编　者（以姓氏汉语拼音为序）

安维民	白　洁	包东武	包东英	陈　枫	程敬亮
戴　洁	高全胜	高艳青	郭纯钢	郭应林	何　宁
胡新永	黄文献	贾翠宇	贾文霄	孔丽丽	李　莉
李红池	李宏臣	李宏军	李宏艳	李俊红	李瑞利
李雪芹	梁连春	刘白鹭	刘进康	刘文亚	刘宇鹏
鲁植艳	陆普选	马景旭	马宪武	孟庆华	米海峰
潘江峰	齐　石	施裕新	史东立	宋文艳	孙梦恬
童　娟	王　红	王　俭	王　璐	王　杏	王金环
王云玲	夏琬君	谢汝明	徐和平	杨豫新	曾洪武
曾伟彬	张　琦	张复春	张会霞	张瑞池	张伟仁
张笑春	张岩岩	张玉忠	赵大伟	赵林涛	周洋洋

学术顾问（以姓氏汉语拼音为序）

陈　敏	冯晓源	郭佑民	韩　萍	姜卫剑	金征宇
李坤成	梁长虹	刘士远	卢光明	申宝忠	宋　彬
滕皋军	王培军	王振常	徐　克	于春水	袁慧书
曾蒙苏	张　辉	周纯武			

参编单位

第三军医大学西南医院

复旦大学附属公共卫生临床中心

广州市第八人民医院

贵州医科大学附属医院

国家康复辅具研究中心附属康复医院

哈尔滨医科大学附属第二医院

黑龙江省哈尔滨市道外区太平人民医院

湖南省儿童医院

军事医学科学院

齐齐哈尔市中医医院

秦皇岛市第一医院

深圳市第三人民医院

深圳市龙华新区人民医院

首都医科大学附属北京佑安医院

首都医科大学附属北京地坛医院

武汉大学中南医院

新疆维吾尔自治区第六人民医院

新疆医科大学第二附属医院

新疆医科大学第一附属医院

郑州大学第一附属医院

中南大学湘雅医院

主编简介

李宏军,男,50 岁,医学博士,主任医师,教授,博士生导师,海外归国引进人才(留学英国)。国务院政府特殊津贴专家,突出贡献专家。北京市"十百千"卫生人才,北京市首批 215 高层次卫生人才学科(骨干)带头人。

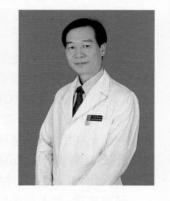

研究方向:传染病放射学

现任职务:首都医科大学附属北京佑安医院放射科主任;首都医科大学医学影像与核医学系副主任;*Radiology of Infectious Diseases*(Elsevier)国际英文杂志主编。

社会兼职:中华医学科技奖专家评审委员会委员;国家留学基金委资助项目专家评审委员会委员;国家及北京市自然科学基金委评审委员会委员;中华医学会放射学分会传染病放射学专业委员会主任委员;中国性病艾滋病防治协会感染(传染病)影像工作委员会主任委员;中国研究型医院学会感染与炎症放射学专业委员会主任委员;中国医院管理协会传染病医院管理分会传染病影像管理学组组长;全国卫生企业管理协会互联网移动医疗专业委员会副会长;国家重大专项评审专家委员会委员;2016. 12. 5 艾滋病重大专项结题评审组组长;国家自然科学基金委项目专家评审委员会委员;中华医学会放射学分会腹部

专业学组委员；中华医学会北京分会放射学分会常务委员；韩国放射学会委员；北京市丰台区影像质量控制中心主任；北京市职业病诊断鉴定专家库专家；*Chinese Medical Journal*、《中华精神病学杂志》、《临床放射学杂志》、《中国医学影像技术杂志》、《磁共振成像杂志》、《放射学实践》、《中国艾滋病性病杂志》、《临床肝胆病杂志》等 14 本杂志编委。

临床研究：擅长肝脏疾病、感染性疾病、传染病（如艾滋病相关疾病等）的影像学诊断和鉴别诊断；实现基于无创多模态影像学生物标记对 HBV 相关肝细胞肝癌的临床分期，影像分级定位、定量、定性诊断。

主攻方向：①病毒性肝炎相关肝细胞癌的多模态影像学分级诊断研究；②病毒性肝炎相关肝纤维化、肝癌多模态分子影像研究；③基于光学/PET/CT/MR 多模式融合技术的早期肝细胞肝癌生物学行为评价研究；④HIV-1 相关脑痴呆功能、分子影像学生物标记物研究；⑤基于多模态磁共振对 HAND 临床前期的生物分子影像学研究；⑥基于多模态 MR/PET 对 SIV-1 感染恒河猴脑损伤临床前期的生物分子影像学研究。

研究成果：近 5 年先后主持和参与完成 8 项国家、省部级科研项目及国际合作项目，累计获得资助科研经费 1000 万元。发表文章 136 篇，其中 SCI 论文 45 篇（IF：9.416～1.016）。先后 27 次获得国家自然科学基金、北京自然科学基金、扬帆计划和国际出版基金、国家自然科学技术出版基金、卫生部等科研基金及专项出版资金资助。主编完成研究著作 19 部；其中英文版研究专著 6 部，国际发行，全球推广应用，在国内外产生较强的学术影响力。先后获得中华医学科技奖等省部级奖 7 项（第一完成人）；申报国家专利及知识产权 16 项（第一完成人和拥有人）。

主编简介

施裕新,主任医师,博士研究生导师,二级教授。

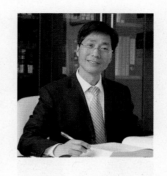

现任职务:上海市(复旦大学附属)公共卫生临床中心、复旦大学附属中山医院南院、上海新发与再现传染病研究所副院长、副所长。

主要兼职:中华医学会放射学分会心胸专业委员会委员;中华医学会放射学分会传染病专业委员会副主任委员;中国医院协会传染病管理分会影像质控组副组长;中国性病艾滋病协会影像分会副主任委员;上海市医学会放射学分会委员。

科学研究:主持和参加国家自然科学基金、江苏和上海等各级省市研究项目以及美国国立卫生研究院研究项目,获得省部级科技奖7项。发表SCI及国家核心期刊论文110余篇,主编专著3部,参编专著、译著和各级各类教材14部;培养博、硕士研究生10余名;担任中华医学奖评审专家,《中华放射学杂志》特邀审稿专家,《上海医学影像》《南通大学学报》等专业杂志编委。

主编简介

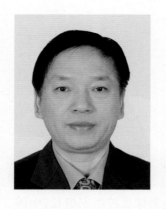

陆普选，研究生导师，医学影像学二级教授。

现任职务：深圳市第三人民医院放射科主任。

社会兼职：中华医学会放射学分会传染病放射学专业委员会副主任委员；中国性病与艾滋病协会全国艾滋病临床影像学专委会副主任委员；广东省健康管理学会放射学专业委员会副主任委员；深圳市介入放射学专业委员会副主任委员；深圳市罕少疾病学会副主任委员；深圳市重大疾病救治专家组专家；担任 *Radiology of Infectious Diseases* 等多家杂志编委。

科学研究：在国内外发表研究论文 100 余篇，SCI 论文 30 余篇。主编或合作主编出版《传染性非典型肺炎》《人禽流感》《新发传染病临床影像诊断》等专著 6 部。获中华医学会、中华预防医学会、广东省及深圳市科技进步奖 10 项，荣立广东省委省政府二等功 1 项和深圳市委市政府二等功 1 项。获深圳市十佳医务工作者称号、深圳市十佳医技工作者称号。

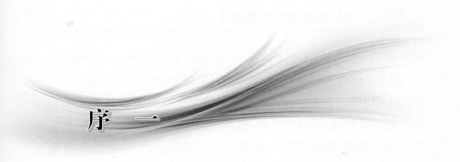

序 一

人类的生存环境和行为都在发生着深刻的改变,这对传染病的发生和流行产生了巨大影响,如从 2003 年的严重急性呼吸综合征(SARS)、2009 年的甲型 H1N1 流感到 2013 年的 H7N9 型禽流感,表现为"新传染病不断出现,旧传染病死灰复燃",对人类构成威胁。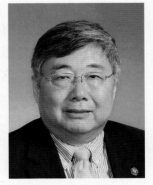

由于传染病患者致死的主要原因与并发症的发生密切相关,因此并发症的早期诊断和鉴别诊断是决定传染患者生存时间和生存质量的关键问题,而 CT、X 线、MR 等影像检查是并发症诊断和鉴别诊断的重要手段,是关系着传染病防治效果的重要环节。

目前,在李宏军教授的主持下已出版了《实用传染病影像学》(中英文版),但尚没有针对国家法定 39 种及其他 10 余种传染病影像学的诊断指南。本书编者正是基于这种考虑,根据对传染病影像学临床应用长期的观察研究,汇总资料、整理心得、归纳总结、去粗取精、抓住要点、高度概括,在已经出版 *Atlas of Differential Diagnosis in HIV/AIDS*(PMPH)、*Radiology of Influ-*

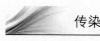

enza A/H1N1（Springer）、*Radiology of HIV/AIDS*（Springer）、*Radiology of Infectious Diseases*（Springer）等 17 部中英文专著的基础上又完成了《传染病影像学诊断指南》的编写。该书从设计到成稿先后召集 3 次培训，历时 2 年余，抽调专人组织，倾注大量精力，整合全国相关资源，归纳撰写。全书涵盖三章四十八节，内容丰富简洁、层次分明、查阅方便，展示了传染病影像学的主要特征，对传染病相关疾病的诊断和疗效的提高具有重要价值，为降低传染病的发病率和病死率提供了科学理论依据和技术支撑。这些宝贵的临床一手资料为我国传染病影像学的进一步研究打下了坚实的基础，也为我国医学影像学拓展了一个新的领域，是我国医学影像学的补充和完善，这些资料的收集、整理和书稿的编撰是一项十分有意义的工作。本书是临床及医学影像界不可多得的专著，也是预防、医疗、研究方面的重要参考书。

　　该书的出版融入了作者的大量心血和智慧，其内容丰富、全面、系统、翔实，插图清晰，图文并茂，贴近临床，可读性强，有助于普及和提高对传染病的认知能力，有助于同道学术交流，有助于推动传染病防治事业的进步和发展，故欣然为此书作序。

中华国际医学交流基金会理事长

2016 年 7 月

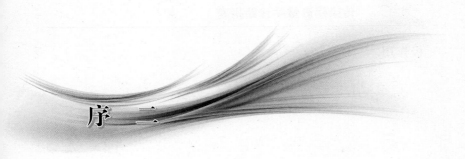

序 二

多年来,我国对传染病的防控收到良好效果。随着时代的进展,以及人类生存环境和行为的变化,新型传染病不断出现,旧传染病又有复燃之势,成为当前我国医药卫生面临的重要问题。传染病并发症的发生和有效处理,是影响患者诊治效果和生活质量的重要问题,应引起普遍重视。 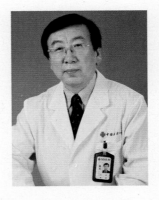 影像学检查作为其诊断和鉴别诊断的重要手段,也是影响传染病防治的主要环节。

我国影像学著作近年来出版较多,但有关传染病的专著甚少。本书编者多年来从事传染病影像学的临床应用与基础研究,积累了丰富的临床经验和资料。在此基础上,组织以首都医科大学附属北京佑安医院放射科专业人员为主的团队,历经 2 年完成了《传染病影像学诊断指南》的编写工作。

本书共三章四十八节,内容丰富、翔实。祝愿并相信本书的出版,对推动我国传染病防治事业及影像学的发展起到积极作用。

徐克

中华医学会放射学分会主任委员

2016 年 7 月

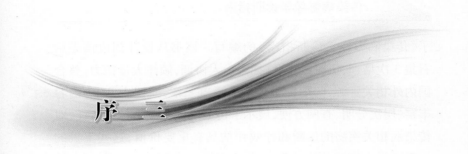

序　三

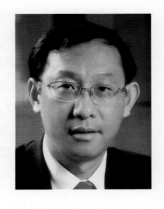

　　随着全球化、经济一体化的发展以及科学技术的迅猛发展，人类的生存环境和行为都在发生着深刻的改变，这对传染病的发生和流行产生了巨大影响，如从 2003 年的 SARS、2009 年的甲型 H1N1 流感到 2013 年的 H7N9 型禽流感，表现为"新传染病不断出现，旧传染病死灰复燃"，对人类构成威胁。

　　由于传染病患者致死的主要原因与并发症的发生密切相关，并发症的早期诊断和鉴别诊断是决定传染患者的生存时间和生存质量的关键问题，而 CT、X 线、MR 等影像检查是并发症诊断和鉴别诊断的重要手段，是关系着传染病防治效果的重要环节。本书编者正是基于这种考虑，根据对传染病影像学临床应用基础长期的观察研究，汇总资料、整理心得、归纳总结、去粗取精、抓住要点、高度概括，在已经出版 *Atlas of Differential Diagnosis in HIV/AIDS*（PMPH）、*Radiology of Influenza A/H1N1*（Springer）、*Radiology of HIV/AIDS*（Springer）和 *Radiology of Infectious Diseases*（Springer）等 17 部中英文专著的基础上又完成了《传染病影像学诊断指南》的编写。该书从设计到成稿先后召集 3 次培训，历时 2 年余，抽调专人协调，倾注大量精力，整合国内外相关资源，归纳撰写。全书涵盖三章，共四十八节，内容丰富、层次分明、查阅方便，展示了传染病的主要影像学特征，对传染病相关疾病的诊断和疗效评估具有重要价值，这些宝贵的一手资料为我国传染病影像学的更进一步研究打下了坚实的基础。

李宏军教授在主编的《实用传染病影像学》的基础上，又总结出《传染病影像学诊断指南》，呈现给国内外临床与影像界同仁一个新的视野，为我国医学影像学拓展了一个新的领域，是我国医学影像学的补充和完善，是一项十分有意义的工作。本部专著是传染病预防、医疗、研究的重要参考书，对人类传染病防控具有重大价值。至此为我国学者在传染病影像学方面所做出的努力和取得的成绩甚感欣慰，并特为本书作序。

《中华放射学杂志》总编辑
中华医学会放射学会分会前任主任委员
2016 年 7 月

序　四

诺贝尔生理学或医学奖获得者莱德伯格曾经说过，"对人类在这个星球的继续统治构成最大而唯一威胁的是病毒"。随着经济社会的快速发展，往往会出现大量环境污染、生态破坏以及人口迁移等现象，而这恰恰是导致新型传染病产生和流行的重要因素。

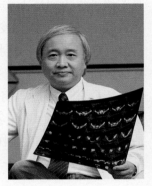

众所周知，全球化进程意味着在传统的国与国、地区与地区之间的界限被逐渐打破，但是作为医务工作者，我们还必须注意到，这种快速的流动和蔓延不仅仅存在于政治、社会、文化和经济领域，同时也造成了传染病的发生与流行。

正是在这种国际大环境下，《传染病影像学诊断指南》在长期的传染病影像学临床应用和基础研究的累积下，进行了高度概括和去伪存真。该书从设计到成稿先后组织过 3 次培训，撰写过程历时 2 年余，全书涵盖三篇，四十八节，层次分明，内容丰富，展示了传染病影像学的主要特征，对于鉴别传染病相关疾病和提高疗效上具有重要价值，也是预防、医疗、研究方面的重要参考书籍。

人类离不开医学，医学构成少不得传染病学。有人称传染病学家为"医学侦探"，因他们凭广博的知识、丰富的信息和严谨的思维方法，侦破了数不胜数的"人间奇案"。古老而又年轻，这正是传染病学充满生命力的象征。

今天，传染病学之所以地位不断提高，正是因为人们在与疾病斗争了几千年后，切实认识到仅靠提高个体治疗（临床医学）是不能最终达到消灭疾病、提高人群整体健康水平的目的的。在实践的过程中，人们发现从宏观的角度研究人群的健康状况、探讨疾病在人群中的传播和发生发展，才能真正最有效地解决病痛带给人们的痛苦。

所以，作为临床医务工作者一定要对传染病学提起足够的重视，因为这不是学有余力后的补充，而是医学的必修课。最后，本人对在编撰过程中付出大量心血的作者致以崇高的敬意，并谨此为序。

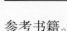

中华医学会放射学分会候任主任委员

2016 年 7 月

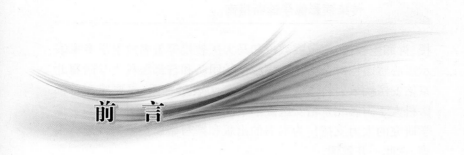

前　言

　　传染病放射学的定义是由于传染病不同病原体导致机体所发生的相关性疾病，基于其临床分期与病理为基础的影像学表现特征和规律的科学。

　　作者自 1998 年积累了大量的临床一手资料和丰富的临床与研究经验，系列研究专著在国内外著名出版社出版发行，具有较强的国际影响力，连续多次获得国家自然科学技术出版基金等支持。《传染病影像学诊断指南》是对传染病影像学临床应用基础研究的提取和凝练，对传染病防控具有重大价值。该书编写之初即成立了编辑顾问委员会和专家委员会，经科学设计、深刻论证，从设计大纲到修改成稿历时 2 年余，最终被人民卫生出版社专家评审通过。编委会先后 3 次集中组织专家教授进行写作规范培训，讲解专业审稿、定稿等流程，抽调专人组织审核修改与补充，该书分三章，以丰富的实例和统计数据及优质图片展示给读者，力求实现早期无创诊断的目的，并拟定了传染病影像诊断的技术指南和临床诊断路径。该书突出重点，简明扼要，图文并茂，贴近临床，实用性和参考性强，适合高、中、低层次医务工作者普及阅读。

　　全体参编人员从不同角度为本书做出了重要贡献，作为该书的设计者和参与者，笔者对此表示衷心感谢！同时对时刻关注着传染病影像学发展的刘玉清院士、戴建平教授、徐克教授、郭启勇教授、冯晓源教授、张国桢教授、刘士远教授、李坤成教授、肖湘生教授、谢敬霞教授和马大庆教授等著名放射学专家表示衷心感谢！对全国传染病影像学团队和首都医科大学附属北京佑安医院放射科团队所付出的努力表示感谢，更要感谢首都医科大学附属北京佑安医院李宁院长等医院领导对传染病影像学研究的大力支持！为本书的出版和撰写做出贡献的人还有很多，在此一并致谢。

我国放射界前辈刘玉清院士在看到笔者已经出版的《实用艾滋病影像学》、《甲型 H1N1 影像学》和《实用传染病影像学》（中英文版）等系列中英文专著以后，非常高兴，并肯定了这是我国医学影像学的最大进步，开创了医学影像学的新领域，丰富和发展了医学影像学理论体系。2011 年，英国科学院院长来华高度赞誉："佑安医院李宏军及团队为中国乃至人类做出了非常有益的工作"。《传染病影像学诊断指南》的面世将作为向传染病宣战的又一有力武器，为战胜危及人类的传染病发挥重要作用。

学科发展的过程也是人们的认识逐步完善的过程，偏失在所难免，敬请同道不吝赐教，期待日臻完善。

本书得到北京市医院管理局临床医学发展专项经费资助（项目号：ZYLX201511）支持。

编者

2016 年 7 月

目　录

传染病影像学概况

传染病放射学的定义是由于传染病不同病原体导致机体所发生的相关性疾病,基于其临床分期与病理基础的影像学表现特征和规律的科学。

传染病严重威胁着人类生命健康和国家安全,国际卫生组织以及我国政府高度重视传染病的防控。近 30 年内,医学影像技术的飞速发展促进了医学新观点、新理论的诞生,引领着医学诊治技术的发展,也代表着医学诊治的前沿水平。医学影像诊断技术在诊疗过程中担负着重要角色,其可为传染性疾病的早期诊断和治疗效果评估提供佐证,并能更好地促进临床转化,使传染病患者群体整体受益,对人类健康及社会和经济的发展具有重要的现实意义。《传染病影像学诊断指南》基于转化医学理念,以 39 种法定传染病为研究对象,制定传染病影像学操作技术规范、诊断路径及数字化无创诊断标准,在医学影像新技术的研发、传染病影像学特异性分子标志物的筛查和临床应用等方面实现突破,旨在培养和打造一支传染病影像学转化医学研究创新团队,实现研究成果的快速转化,为降低传染性疾病对我国国民健康的威胁提供科技支撑及创新性贡献。

一、国内外技术发展现状

目前,国际上新的传染病不断出现,既往传染病时有复发。国内法定 39 种传染病同样由不同病原体引起,病理机制不尽相同,影像表现也不同,其演变规律和特征也不同,受发生时间节点和地域性限制,给科学研究带来了很大挑战:①临床影像检查一手资料的及时收集、大数据的建设、技术规范的建立已迫在眉睫,以便对传染病相关疾病的快速、早期诊断及疗效评估提供支撑。②缺乏新型传染病影像学操作技术规范及诊断标准。③由于法定39种传染病由不同的病原体感染,具有不同的病理基础、并发症、影像学特征和演变规律,具有发病突然、病程短、变化快的临床特点,早诊早治直接影响着预后和传染病的防控。

二、国内外技术发展趋势

目前,虽已收集了大量的传染性疾病影像学资料数据并建立数据库,但还需要进行以下工作:①进一步扩大样本数量,完善数据样本资源库建设。②设计符合我国传染性疾病相关影像学研究临床评估量表,为临床应用基础研究及规范入组病例的收集奠定基础。③为进一步的临床验证、诊断路径的梳理、技术规范的制定及诊断标准的建立提供依据。④由于传染性疾病存在地域性、个体性和种族性差异,建立基于我国多中心传染病影像数据样本库尤为必要,制定出基于符合我国传染病影像学技术规范和诊断标准更加迫切。

三、本领域技术最新进展及发展趋势

传染病影像学是一个新的领域,目前首次系统归纳总结了国内39种法定传染病医学影像学疾病谱系,揭示并完善了临床应用基础理论体系,丰富和发展了医学影像学的理论内涵,为传染病影像学的进一步发展奠定了基础。传染病影像学填补了国内外相关空白,得到国际认可,达到了国际领先水平,为国际公共卫生防控做出了显著成绩,取得较好的经济效益和社会效益;其发展趋势将整合国内外临床资源多中心,合作制定出符合国内国际的传染病操作技术规范及诊断标准,新技术研发和影像学技术诊断新模式的研发都将促进传染病的有效防控。

四、应用前景分析

研究成果可实现传染病患者的早诊早治,具有重要的临床价值。①依照循证医学理念,具有完善诊疗证据链的作用。②为传染病影像学研究奠定基础。③对完善传染病理论教学体系具有重大传承价值。④对传染病学科建设具有积极促进作用。⑤除对法定传染病的早诊早治作用外,将对新发和突发传染病起到很好的借鉴作用。⑥为国家制定传染病防控措施起到支撑作用。

第一章　病毒感染性疾病

第一节　急性出血性结膜炎

定义

- 急性出血性结膜炎(acute hemorrhagic conjunctivitis,AHC)又称流行性出血性结膜炎,俗称红眼病。AHC 是由肠道病毒70 型或柯萨奇病毒 A24 型引起的急性传染病。AHC 的临床特点是起病急骤,刺激症状严重,可伴有结膜下出血、角膜上皮损害和耳前淋巴结肿大。
- 《中华人民共和国传染病防治法》规定的丙类传染病。

流行病学

- 传染源:患者为主要传染源。
- 传播途径:接触传染。主要传播途径是患眼-水-健眼,或患眼-手或物-健眼。
- 易感人群:人群对本病普遍易感,无性别差异,各年龄段均可发病。

临床要点

- 起病急,潜伏期短,一般为 12~24 小时。
- 自觉症状明显,有剧烈的异物感、眼红、刺痛,并有畏光、流泪和大量水性分泌物,重者可出现视物不清。
- 早期分泌物为水性,重者带淡红色,继而为黏液性。
- 常双眼同时(58%)或先后发病。

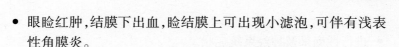

- 眼睑红肿,结膜下出血,睑结膜上可出现小滤泡,可伴有浅表性角膜炎。
- 并发症:浅层点状角膜炎、前葡萄膜炎及腰骶脊髓神经根炎、面瘫等神经系统并发症。

优选路径

- 裂隙灯检查是急性出血性结膜炎常用的检查方法。

影像要点

　　裂隙灯

- 眼睑红肿,眼睑及球结膜高度充血、水肿,睑结膜有时可见滤泡增生或假膜形成,结膜下散在点片状出血。

鉴别诊断

- 流行性角结膜炎,急性卡他性结膜炎,包涵体性结膜炎。

第二节　克罗伊茨费尔特-雅各布病

定义

- 克罗伊茨费尔特-雅各布病(Creutzfeldt-Jakob disease,CJD)简称克-雅氏病,是由朊蛋白(普里昂蛋白)(prion protein,PrP)引起的以海绵样变性为病理特征的亚急性或慢性海绵样脑病。属于人类新型传染病。
- CJD 根据病因可以分为散发型、家族遗传型、医源型及变异型 4 种类型。
- 变异型 CJD 即人类疯牛病,是一种慢性、致死性和退行性神经系统的传染病。

流行病学

- 传染源:感染 PrP 的动物和人是 CJD 的主要传染源。
- 传播途径:传播途径与方式尚未完全清楚,目前已经发现可通过医源性传播。
- 易感人群:人群普遍易感。

临床要点

- 进行性痴呆及神经系统症状。
  - ✧ 早期:乏力、注意力不集中、记忆减退等。
  - ✧ 中期:痴呆、失语,肌肉痉挛。
  - ✧ 晚期:无动性缄默或去皮质强直。
- 并发症:中、晚期可并发各系统感染,特别是呼吸系统和泌尿系统感染。
- 脑脊液 14-3-3 蛋白阳性对诊断具有较高的参考价值。
- 确诊诊断依据:具有典型或标准的神经病理学改变,和(或)免疫细胞化学,和(或)Western 印迹法确定为蛋白酶耐受性 PrP,和(或)存在瘙痒病相关纤维。

优选路径

- MR 检查对中枢神经系统病变具有较高参考价值。

影像要点

    CT

- 正常或脑萎缩。

    MRI

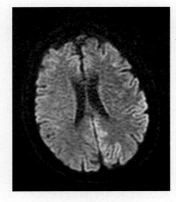

图 2-1　克-雅氏病
MRI 示大脑皮质信号异常增高

- 早期
  - ✧ 扩散加权成像(diffusion-weighted imaging,DWI)最先出现皮质异常高信号。
  - ✧ 异常高信号呈单侧或双侧、弥漫或局限分布、对称或不对称(图 2-1)。
  - ✧ DWI 异常信号在患者出现脑萎缩或 T_2WI 异常信号之前可以提示 CJD 的诊断。
- 中晚期

◇ T_2WI 大脑皮质、基底节区异常高信号(图 2-2)。

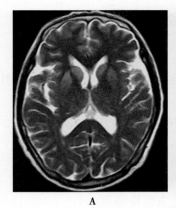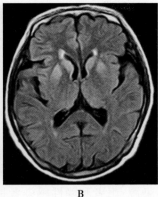

A   B

图 2-2　遗传型 CJD
A. MRI 示双侧尾状核、壳核对称性 T_2WI 略高信号,边缘清楚;
B. FLAIR 示上述病灶呈对称性高信号

◇ 迅速进展为脑萎缩。
- 变异型 CJD
    ◇ "丘脑枕结节"征,亦称"曲棍球杆"征,即变异型 CJD 患者 MRI 质子像和 T_2WI 常表现为双侧丘脑后部的丘脑枕高信号。
    ◇ "丘脑枕结节"征对临床诊断具有高度特异性和敏感性。
- 散发型 CJD
    ◇ 广泛性皮质萎缩, T_2WI 显示枕部皮质高信号而无枕叶萎缩,双侧基底节对称性高信号伴轻度皮质萎缩为其特征性改变。
    ◇ 苍白球较少累及。
    ◇ 增强扫描病灶无强化。

鉴别诊断
- 线粒体脑肌病伴高乳酸血症和卒中样发作(MELAS),慢性单纯疱疹病毒性脑炎。

第三节　登　革　热

定义

- 登革热(dengue fever,DF)是由登革病毒(dengue virus)引起的经伊蚊传播的急性传染病。
- 登革出血热(dengue hemorrhagic fever,DHF)是登革热的一种严重类型。
- 《中华人民共和国传染病防治法》规定的乙类传染病。

流行病学

- 传染源:患者和隐性感染者是主要传染源。
- 传播途径:埃及伊蚊和白纹伊蚊是本病的主要传播媒介,经叮咬人体传播。
- 易感人群:人群普遍易感。在新流行区,发病以成人为主;在地方性流行区,发病以儿童为主。

临床要点

- 潜伏期一般为3~14天,多数5~8天。
- 典型DF临床特征为急性起病,发热,全身肌肉,骨骼和关节痛,极度乏力,皮疹,淋巴结肿大。束臂试验阳性,白细胞和血小板减少。
- DHF多发生在典型DF症状出现2~4天后,病情突然加重,表现为多个器官大量出血和(或)休克。血液浓缩,血小板计数减少,白细胞计数增多,肝大。多见于青少年患者,病死率高。
- 并发症:急性血管内溶血、败血症、急性弥散性血管内凝血、心肌炎等。

优选路径

- 超声主要用于DF腹部病变的检查。

- X 线和 CT 主要用于 DF 并发肺部感染的诊断。
- CT 和 MRI 主要用于 DF 脑病及颅内出血的诊断。

影像要点

登革出血热及重症登革热

- 胸腔积液,积液量与 DHF 的分级成正比,Ⅲ级明显多于Ⅰ级和Ⅱ级。
- 腹水,多位于肝肾隐窝或膀胱后间隙内。
- 肺炎,表现为双肺实变、空气支气管征。
- 胆囊壁增厚,厚度超过 3mm 提示胆囊壁水肿(图 3-1)。

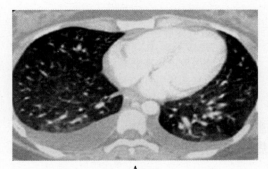

A

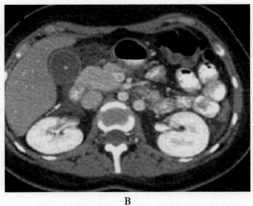

B

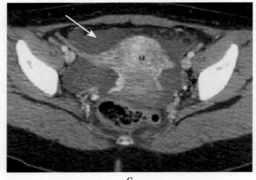

C

图3-1 重症登革热

A. CT示双侧胸腔积液,双肺下叶后、外基底段多发磨玻璃样阴影;B. 肝肾隐窝及胆囊周围积液,胆囊腔内见点状高密度灶;C. 盆腔及子宫周围积液(箭)(图片引自:Addley HC,et al. 2011. 特此感谢)

- 1/3 的患者出现脾大。
  登革热脑病
- CT
  ◇ 弥漫性脑水肿多见。
  ◇ 苍白球、海马回、丘脑、内囊低密度病灶,部分病例有脑桥出血。
- MRI
  ◇ 弥漫性脑水肿常见。
  ◇ T_2WI 和液体衰减反转恢复序列(fluid attenuated inversion recovery,FLAIR)可见双侧额叶、脑室旁、脑桥及小脑多发高信号病灶。
  ◇ 颅内出血患者 MRI 可见多发出血灶,可并发脑水肿、脑梗死灶及阻塞性脑积水。
  ◇ 并发急性脊髓炎的病例,胸段脊髓多发高信号病灶。

鉴别诊断

- 流行性出血热,乙型脑炎,病毒性脑膜脑炎。

第四节 流行性乙型脑炎

定义

- 流行性乙型脑炎(epidemic encephalitis B)简称乙脑,是由乙型脑炎病毒(encephalitis B virus)引起的以脑实质炎症为主要病变的中枢神经系统急性传染病,也称日本脑炎(Japanese encephalitis)。
- 《中华人民共和国传染病防治法》规定的乙类传染病。

流行病学

- 传染源:乙脑是人畜共患的自然疫源性疾病。人类与自然界中许多动物可作为本病的传染源,猪是主要传染源。
- 传播途径:蚊虫是乙脑的主要传播媒介,通过叮咬将病毒感染人及动物。三带喙库蚊(Culex tritaeniorhynchus)是同种蚊科中传播乙脑病毒最强的库蚊种。
- 易感人群:人群对乙脑病毒普遍易感,感染后仅少数发病,多为隐性感染。

临床要点

- 起病急,潜伏期 4～21 天,一般为 10～14 天。
- 多数患者症状较轻或为隐性感染,仅少数出现中枢神经系统症状,表现为高热、头痛、呕吐、脑膜刺激症状及嗜睡、烦躁、昏迷、惊厥等,常伴有运动障碍及反射异常。
- 典型患者的临床病程可分 4 期。
  - ◇ 初期即病程第 1～3 天,此期为病毒血症期。
  - ◇ 极期即病程第 4～10 天,体温持续上升,可达40℃以上。
  - ◇ 恢复期即病程第 10～14 天,指极期过后体温降至正常或接近正常阶段。

◇ 后遗症期是指恢复期症状超过 6 个月尚未完全恢复者。

- 根据病情轻重及特殊临床表现分为轻型、中型（普通型）、重型及爆发型 4 型。
- 并发症

  ◇ 呼吸衰竭是乙脑最严重的并发症和死亡原因。

  ◇ 口腔感染、败血症、肠炎、泌尿系感染、压疮、消化道出血和高血压等。
- 血或脑脊液中抗乙脑病毒 IgM 抗体阳性，或在组织、血液或其他体液中检测到乙脑病毒抗原或特异性核酸，抑或在脑脊液、脑组织及血清中分离出乙脑病毒，即可确定诊断。

优选路径

- 乙脑推荐的影像学检查方法有 X 线、CT 及 MRI，以 MRI 检查最佳。

影像要点

X 线

- 主要用于乙脑呼吸衰竭肺部病变的检查。
- 周围性呼吸衰竭时，胸部 X 线检查可见肺部炎症、肺水肿、胸腔积液等。

CT

- 乙脑病变主要在丘脑，其次为基底节、额叶和颞叶，其他脑叶及脑干也发生病变，主要累及灰质。
- 早期表现为斑片状稍低密度灶，边缘模糊，可伴有不同程度的脑肿胀及脑积水。
- 极期典型表现为丘脑、基底节、大脑半球多发或单发片状低密度灶，具有占位效应，可见弥漫性脑水肿、脑积水等，增强扫描无明显强化。
- 恢复期及后遗症期表现为病变边界清楚，脑水肿消退，部分可形成软化灶，可有不同程度的脑积水及脑萎缩等。
- 中枢性呼吸衰竭时，脑干有炎症、合并脑水肿或脑疝而压迫脑干。

MRI

- 急性期病变在 T_1WI 上呈低信号,在 T_2WI 上呈高信号,在 FLAIR 序列上呈高信号,在 DWI 上呈稍高信号(图 4-1);增强扫描柔脑膜可轻度强化。

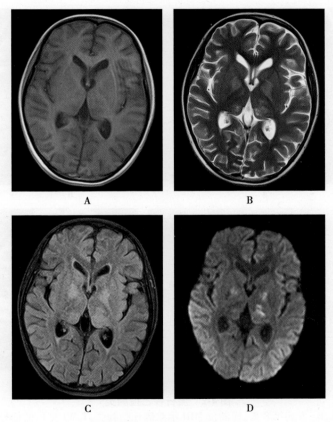

图 4-1 流行性乙型脑炎

A、B. 横断面 T_1WI 示双侧基底节区、双侧丘脑斑片状长 T_1 长 T_2 信号;C. 黑水序列上述病灶呈高信号;D. DWI 上双侧基底节区、左侧丘脑病变弥散受限,呈稍高信号

- 恢复期病变在 T_1WI 上呈略低信号或等信号,在 T_2WI 上呈高信号,在 FLAIR 序列上呈高信号,在 DWI 上呈等信号。
- 在 MRS 上病变区 NAA 峰不同程度下降,胆碱(Cho)及 Cr 则保持稳定,Lac 峰升高,少数可见 mI 峰(图 4-2)。

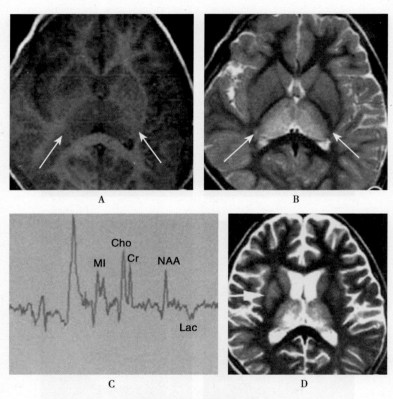

图 4-2 流行性乙型脑炎

A、B. 发病第 8 天,横断位 MRI 示双侧丘脑肿胀,T_1WI 呈稍低信号(箭),T_2WI 呈高信号(箭);C. ^{1}H-MRS 示 NAA 明显下降,NAA/(Cho+Cr)= 0.43,可见明显的 Lac 及 mI 升高,Cho、Cr 改变不明显;D. 40 天后复查 MRI,T_2WI 示双侧丘脑变性坏死伴轻度脑萎缩(箭)(图片引自:白光辉,等. 2010. 特此感谢)

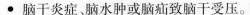

- 脑干炎症、脑水肿或脑疝致脑干受压。

鉴别诊断

- 化脓性脑膜炎,结核性脑膜炎。

第五节 流行性出血热

定义

- 流行性出血热(epidemic hemorrhagic fever,EHF)又称肾综合征出血热(hemorrhagic fever with renal syndrome,HFRS),是由汉坦病毒(Hantan virus,HV)引起的自然疫源性急性传染病。
- 《中华人民共和国传染病防治法》规定的乙类传染病。

流行病学

- 传染源:患者与保虫宿主,视不同流行地区而异。
- 传播途径:由鼠向人的直接传播是人类感染的重要途径。
- 易感人群:人群普遍易感。

临床特点

- 典型病例起病急,表现为发热、出血和肾损害 3 大主要症状。
- 依其病情分为轻、中、重和危重 4 型。
- 按照病程分为发热期、低血压休克期、少尿期、多尿期和恢复期 5 个阶段。
- 并发症
  - ✧ 出血:呕血和便血最为常见,可引起继发性休克。腹腔、鼻腔和阴道出血等亦较常见。
  - ✧ 成人型呼吸窘迫综合征(adult respiratory distress syndrome,ARDS):多见于低血压休克期及少尿期。患者胸闷、呼吸急促、心率为 30 ~ 40 次/分,肺部可闻及干、湿性啰音。血气分析示动脉血氧分压显著降低。
  - ✧ 中枢神经系统:脑炎、脑膜炎、脑水肿、高血压脑病和颅内出血等。可出现头痛、呕吐、意识障碍、抽搐、呼吸节律改变或偏瘫等症状。

✧ 心功能不全和肺水肿：多见于休克及少尿期，多在短期内突然发作，病情严重，有明显高血容量征象。由于高血容量综合征、肺水肿等使心肌负担过重，患者可出现心力衰竭。

✧ 自发性肾破裂：多发生于少尿期。临床表现为患者突感腰部或腹部剧痛，严重者血压下降、冷汗淋漓。若血液渗入腹腔，可出现腹膜刺激征，腹腔穿刺有鲜血。

✧ 其他：继发感染（肺部、泌尿系统感染及败血症多见）、腹水、尿毒症性心包炎、心包积液、高渗性非酮症昏迷等。

优选路径

- X 线：主要用于检查 EHF 患者胸部和胃部病变。
- 超声：对 EHF 患者腹部实质脏器病变具有重要的参考价值。
- CT：CT 较 X 线适用范围更加广泛，可以进行全身各脏器检查。
- MRI：可以在多断面、多方位观察各器官的影像改变，特别是对各脏器出血情况的判定具有重要意义。

影像要点

中枢神经系统

- 脑水肿
  - ✧ CT
    - ➤ 大脑白质广泛性、对称性密度减低，CT 值约为 12 ～ 25Hu，灰白质分界不清，延伸至皮质下。
    - ➤ 主要分布在双额、双顶及顶枕部（图 5-1）。
    - ➤ 脑沟、裂、池变窄或闭塞，脑室变小。
  - ✧ MRI
    - ➤ T_1WI 呈低信号，T_2WI 呈高信号。
    - ➤ 水肿范围较大时可造成大脑中线结构移位，严重者可

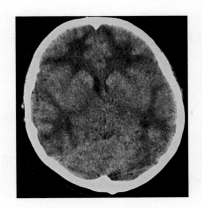

图 5-1 EHF 并发脑水肿
CT 平扫示大脑半球对称性的脑白
质密度减低

形成脑疝。
- 脑内血肿
  - ◇ CT
    - ➤ 脑实质内圆形或卵圆形高密度病灶,密度均匀,周围组织水肿,边界清晰,有占位效应。
  - ◇ MRI
    - ➤ 超急性期表现为 T_1WI 低信号,T_2WI 高信号。
    - ➤ 急性期为 T_1WI 等信号,T_2WI 低信号。
    - ➤ 亚急性期表现为 T_1WI 高信号,T_2WI 高信号。
    - ➤ 慢性期表现为 T_1WI 低信号,T_2WI 高信号。
- 蛛网膜下腔出血
  - ◇ CT
    - ➤ 诊断蛛网膜下腔出血的首选方法。
    - ➤ 脑沟、裂、池密度增高。
  - ◇ MRI
    - ➤ 不易发现急性蛛网膜下腔出血。

> 亚急性蛛网膜下腔出血 T_1WI 呈高信号。
> 慢性蛛网膜下腔出血 T_2WI 呈低信号。

呼吸系统

- 肺充血
  ◇ 主要见于发热期。
  ◇ X 线表现为肺门阴影增大,肺纹理增粗、增多、紊乱,肺野透光度减低。
  ◇ CT 表现为双侧肺门增大,肺动脉分支增粗、迂曲,肺野呈磨玻璃样改变。

- 肺水肿
  ◇ X 线
    > 间质性肺水肿主要见于发热末期和低血压休克期。
      ◆ 肺门阴影增大,肺血管分支增粗、模糊,肺野透光度减低。
      ◆ 双肺斑点状或片状磨玻璃样阴影,分布可不均匀,两侧可不对称,并出现结节状"袖口"征、网状阴影、小叶间隔线及索状阴影。
      ◆ 心影增大,肋膈角变钝。
    > 肺泡性肺水肿主要见于低血压休克期或少尿期。
      ◆ 以肺门为中心对称分布的肺内阴影增大,向两侧肺野内蔓延,逐渐变淡,肺野透光度明显降低(图 5-2)。
      ◆ 或表现为局限于某个肺叶内的大片状或小片状肺内阴影,边界模糊。
      ◆ 心影增大,心胸比例增大,出现心包积液时心影呈"烧瓶"型。
      ◆ 胸膜反应主要表现为肋膈角变钝。

- 肺部感染
  ◇ X 线和 CT

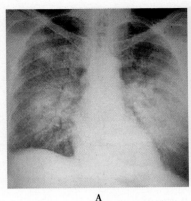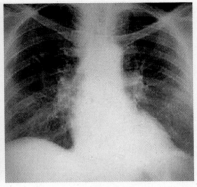

A   B

图 5-2   EHF 并发肺水肿

A. X 线胸片示双肺门对称性增大,双下肺中内带呈大片状淡薄模糊阴影;B. 7 天后复查,病灶大部分吸收好转

> 单侧或双侧沿肺纹理弥漫性分布的斑片状模糊影,少数为小斑片状密度增高影。

> 双下肺透光度减低,分布尚均匀,局部可融合呈大片状。

> 多见于少尿期和多尿期。

- 肺出血
  - ◇ X 线及 CT
    > 肺内实变影,弥漫分布,呈磨玻璃密度或大片状高密度影(图 5-3)。

消化系统

- 肝脾改变
  - ◇ 超声
    > 肝大,肝实质回声增强,光点密集、增多、增强。
  - ◇ CT
    > 肝脏体积增大、饱满,肝实质密度弥漫性减低,CT 值低

19

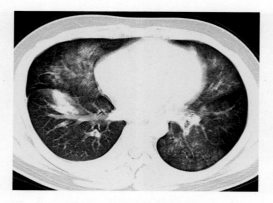

图 5-3　EHF 并发肺出血
CT 平扫示双肺内斑片状磨玻璃样阴影,边缘
模糊

　　于脾脏,肝内管状结构显示不清晰。
　　➢ 合并肝内血肿则可见肝内高密度出血灶,形成液平面。
　　➢ 脾脏体积增大。
- 胰腺炎
　✧ 超声
　　➢ 胰腺肿大,实质回声增强。
　✧ CT
　　➢ 胰腺肿大,边缘模糊,重者可见胰周血肿,肾周筋膜及肠系膜密度增高。
　　➢ 合并胰腺内血肿时可见病灶内出现高密度液平面。
- 胆囊改变
　✧ 超声和 CT
　　➢ 胆囊壁不规则增厚,胆囊内回声或密度均匀,可见胆囊窝积液等。
- 胃肠道改变
　✧ 胃肠道气钡双对比造影

> ➢ 胃黏膜糜烂性病灶、线性浅表溃疡、胃黏膜粗大迂曲，
> 　以胃底、胃体黏膜明显，尤以大弯侧前后壁黏膜为重。
- ✧ CT
  - ➢ 胃肠壁均匀增厚，密度减低。
  - ➢ 胃肠黏膜出血时表现为密度不均匀增高。
  - ➢ 肠系膜密度不均匀增高。
  - ➢ 部分患者有肠管扩张、积气等不完全性肠梗阻征象。
- 腹腔及腹膜后改变
  - ✧ 腹水
    - ➢ 超声
      - ◆ 腹腔内液体回声。
    - ➢ CT
      - ◆ 肝周、脾周和胆囊窝内少量液体，CT 值比漏出液高。
  - ✧ 腹膜出血或腹膜后血肿
    - ➢ 超声
      - ◆ 腹膜后高回声声像图；若为新鲜出血，可出现液平段波型。
    - ➢ CT
      - ◆ 腹膜后脂肪层密度弥漫性增高。
      - ◆ 腹腔或腹膜后血肿表现为团块状或结节状不均匀高密度影，陈旧性血肿可呈等高或等低混杂密度影。

泌尿系统

- 超声
  - ✧ 发现和判断肾损害最简便易行的方法，具有特征性。
  - ✧ 双肾对称性肿大，前后径线增大明显。
  - ✧ 明显增厚的肾实质回声中可见数个大小及形态相似的卵圆形无回声区，围绕在集合系统周围，集合系统受压

变窄。

◇ 肾柱间不规则液性暗区。

◇ 肾窦回声明显减少且分散。

◇ 肾皮质、髓质正常结构紊乱。

◇ 肾周围间隙有强弱不等的混合回声(图5-4)。

◇ 彩色多普勒血流显像(color Doppler flow imaging,CDFI)可

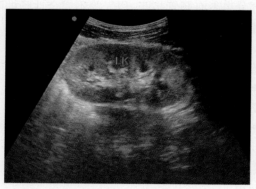

A

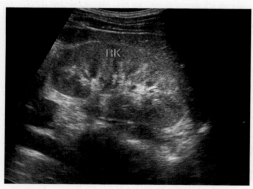

B

图5-4 EHF并发肾脏损害

A、B. 超声示双肾体积增大,轮廓清晰,实质回
声增强,皮髓质界限清晰,肾窦排列尚整齐

见发热期肾内血流基本正常,少尿期肾内血流信号明显减少,肾内血流呈低速高阻型,阻力指数明显增大,恢复期血流信号逐渐增多直至恢复正常。

- CT
  - ◇ 双肾肿大,多为双侧对称性增大,以前后径增大为著。
  - ◇ 肾实质增厚、密度不均匀,主要表现为皮质低密度,髓质较高密度,肾窦小,肾盏显示不清。
  - ◇ 肾周和肾旁间隙消失,肾周水肿积液导致脂肪密度增高。
  - ◇ 肾破裂出血表现为肾内血肿,平扫呈团块状高密度影像,增强扫描病变无强化。
  - ◇ 肾包膜下血肿表现为肾外缘半月形异常密度,随诊复查血肿密度逐渐减低,呈低密度(图5-5)。
  - ◇ 肾周渗出表现为肾周积液,肾周筋膜增厚,肾旁间隙可见混杂密度条索影。
  - ◇ CT增强扫描显示肾脏强化程度减低,肾皮、髓质交界强化时间延长,交界缘模糊。
  - ◇ 肾实质强化不按肾段分布,而相邻肾段相互蔓延至肾鞘部。
- 肾图
  - ◇ 主要表现为双侧急性梗阻性肾图(图5-6)。
  - ◇ 肾小管损伤贯穿EHF发病过程的整个阶段。
  - ◇ 发热期
    - ➤ 轻度改变,峰值降低,半排时间略延长,说明在EHF初期即有肾小管轻度损伤。
  - ◇ 少尿期
    - ➤ 低水平延长线型,无上升段及排泄段,提示肾小管功能严重受损。
  - ◇ 多尿期
    - ➤ 不对称抛物线型,上升及下降均很缓慢,峰值低。

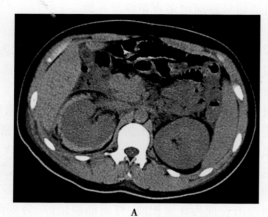

A

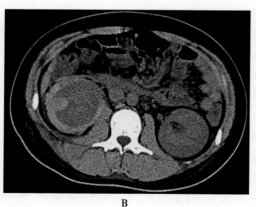

B

图 5-5　EHF 并发双肾肿大、右肾出血
A、B. CT 平扫示双肾体积增大, 肾实质明显增
厚, 肾盂减小, 右肾实质类圆形高密度影, 右肾
包膜下新月形高密度影

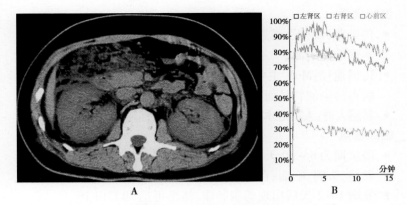

图 5-6　EHF 并发肾脏改变
A. CT 平扫示双侧肾脏增大, 右侧较明显, 肾周筋膜毛糙, 密度增高; B. 发热期肾图示峰值降低, 半排时间略延长

> ➤ 说明肾小管功能只有部分恢复, 此时肾小球功能正常, 球管失衡造成尿量增多。
> ◇ 恢复期
> ➤ 肾图峰值低、排泄延迟。

鉴别诊断

- 流行性感冒, 病毒性上呼吸道感染和普通感冒, 肺部感染, 钩端螺旋体病, 伤寒, 急性胃肠炎和急性细菌性痢疾, 急腹症, 败血症, 泌尿系统感染。

第六节　流行性腮腺炎

定义

- 流行性腮腺炎 (epidemic parotitis, EP) 是由腮腺炎病毒 (mumps virus, MuV) 引起的急性自限性呼吸道传染病, 好发于儿童和青少年。临床以腮腺非化脓性肿痛为特征。
- 《中华人民共和国传染病防治法》规定的丙类传染病。

流行病学

- 传染源:流行性腮腺炎患者是主要传染源,隐性感染者亦为本病的传染源。
- 传播途径:MuV 主要通过飞沫经呼吸道传播,也可通过接触病毒污染的物品而传播。
- 易感人群:人群对本病普遍易感,其易感性随年龄增加而下降。

临床要点

- 潜伏期为 8～30 天,平均 18 天。
- 发热、头痛、咽痛、食欲减退等前驱症状。
- 发病 1～2 天后出现腮腺肿痛,体温可达 39℃以上。
- 双侧腮腺肿大,以耳垂为中心。
- 早期腮腺管开口处红肿,挤压腮腺可见无脓性分泌物流出。
- 病程 1～3 天腮腺肿胀达高峰,持续 4～5 天后逐渐消退。
- 颌下腺和舌下腺也可同时受累。
- 不典型病例可无腮腺肿胀。
- 并发症
  - ✧ 神经系统:无菌性脑膜炎、脑膜脑炎、脑炎、脊髓炎、耳聋等。
  - ✧ 消化系统:胰腺炎、胆囊炎。
  - ✧ 心血管系统:心肌炎。
  - ✧ 泌尿生殖系统:睾丸炎、卵巢炎、肾炎。
  - ✧ 骨骼系统:关节炎。

优选路径

- 超声主要用于 EP 及心脏、腹部并发症的检查。腮腺炎治疗期间复查超声能动态监测病情的发展转归与治疗效果。
- MRI 主要用于 EP 相关神经系统并发症的检查。

影像要点

流行性腮腺炎

- 超声

◇ 腮腺弥漫性肿大,腺体轮廓模糊。

◇ 实质回声减低、粗糙、不均匀。

◇ 实质内多发低回声结节,结节边界欠规则。

◇ 腮腺导管增粗。

◇ CDFI 腺体内血流较丰富,呈弥漫性"树枝"状。

◇ 腮腺内部及周边多发淋巴结轻度肿大,边界清楚、无粘连及融合现象,纵横比≥2。

◇ 颌下腺受累者颌下腺肿大,其内见散在低回声结节。

◇ 颌下淋巴结肿大,呈圆形或椭圆形,边界清楚,表面光滑,内部皮、髓质分界欠清,回声较低,内部可见小点状血流信号。

- CT

◇ 腮腺体积增大,密度不均匀。

◇ 增强扫描可见不均匀斑片状强化(图 6-1)。

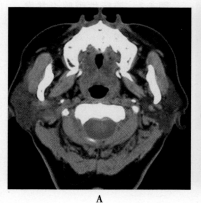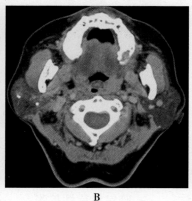

A   B

图 6-1 流行性腮腺炎

A. CT 平扫示右侧腮腺肿大,密度不均匀;B. 增强扫描右侧腮腺不均匀强化

流行性腮腺炎相关并发症

- 神经系统

◇ 脑炎

   ➢ 影像学表现无特征性,轻症者 CT 和 MRI 多无异常表现。

   ➢ CT

      ◆ 脑白质水肿,平扫病灶为稍低密度,灰白质分界不清,增强扫描病灶无强化。

   ➢ MRI

      ◆ 病灶 T_1WI 呈低信号、T_2WI 呈高信号。

      ◆ 病灶可位于尾状核、豆状核、内囊前肢、丘脑、中脑和小脑半球等部位(图 6-2)。

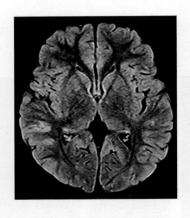

图 6-2　流行性腮腺炎并发脑炎
MRI FLAIR 序列双侧颞叶皮质及皮质下白质内见小片状稍高信号影,边缘模糊,以右侧皮层下白质内明显

      ◆ DWI 病变扩散受限。

◇ 脑积水

   ➢ 脑室对称性扩张。

   ➢ 不伴有脑沟、脑池加宽、加深。

◇ 脊髓炎

   ➢ MRI

      ◆ 病变节段性脊髓肿胀增粗,T_1WI 呈等或低信号,T_2WI 呈高信号。

◆ 增强扫描病变区多无异常强化,亦可见小结节状或小斑片状强化。

✧ 耳聋

➤ MRI

◆ T_2WI 可见内耳信号异常。

◆ 3D-FLAIR 耳蜗及前庭可见结节状高信号影(图6-3)。

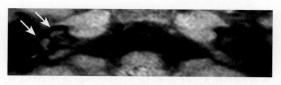

图6-3　流行性腮腺炎并发耳聋
横断面 MRI 3D-FLAIR 示右侧耳蜗及前庭结节状高信号影(箭)(图片引自:Otakeh. 2006. 特此感谢)

● 消化系统

✧ 胰腺炎

➤ 超声

◆ 胰腺弥漫性增大,边界欠清或模糊。

◆ 胰腺实质回声减弱或增强,回声分布均匀或不均匀。

➤ CT

◆ 胰腺体积弥漫性增大,轮廓欠清。

◆ 胰腺密度正常或轻度降低,均匀或不均匀。

◆ 胰管轻度扩张。

◆ 伴有胰腺周围或腹腔积液。

◆ 增强扫描示胰腺均匀异常强化,无坏死区。

➤ MRI

◆ 胰腺增大,外形不规则,边缘模糊,胰腺呈 T_1WI 低信号、T_2WI 高信号。

- ◆ 腹腔或胰腺周围积液。
- ◆ 胰管及胆总管扩张。
  - ✧ 胆囊炎
    - ➢ 超声
      - ◆ 胆囊增大,胆囊壁毛糙。
      - ◆ 肝内胆管回声增强。
      - ◆ 伴有腹腔积液。
- 心血管系统
  - ✧ 心肌炎
    - ➢ 超声
      - ◆ 心脏增大,以心腔扩大为主,心室壁厚度正常。
      - ◆ 各瓣膜轻、中度关闭不全。
      - ◆ 伴有少量心包积液。
- 泌尿生殖系统
  - ✧ 睾丸炎
    - ➢ 超声
      - ◆ 睾丸体积弥漫性增大,包膜完整,实质回声增粗,回声减低不均匀。
      - ◆ CDFI 显示睾丸内血流信号丰富,构成"火海"征。
      - ◆ 炎症累及附睾时,附睾不同程度增大,回声不均匀,血流增多。
      - ◆ 伴有同侧睾丸鞘膜积液和精索静脉不同程度扩张。
  - ✧ 卵巢炎
    - ➢ 超声
      - ◆ 输卵管肿大、积脓,卵巢体积增大,回声减低,边界欠清晰。
      - ◆ CDFI 显示卵巢血流量增多,卵巢血管扩张。

鉴别诊断

- 急性化脓性腮腺炎,局部淋巴结炎,腮腺内肿瘤。

第七节 手 足 口 病

定义

- 手足口病(hand-foot-and-mouth disease,HFMD)是由多种肠道病毒引起的急性传染病,多见于婴幼儿及学龄前儿童。以发热和手、足、口腔等部位的皮疹、疱疹或疱疹性咽峡炎为主要特征。少数患者可并发无菌性脑膜炎、脑干脑炎、神经源性肺水肿、急性弛缓性麻痹和心肌炎等。
- 《中华人民共和国传染病防治法》规定的丙类传染病。

流行病学

- 传染源:流行期间,患者是主要传染源;散发期间,无症状带毒者和隐性感染者是主要传染源。
- 传播途径:EV71 型 HFMD 传播方式多样,主要通过粪-口途径和(或)呼吸道飞沫传播,以及人群密切接触传播。接触传播主要通过人群间接密切接触传播。其中污染的手是传播中的关键媒介。
- 易感人群:人群普遍易感。各年龄组均可感染发病,但以≤3岁年龄组发病率最高。

临床要点

- 引起 HFMD 的病原体主要包括埃可病毒、柯萨奇病毒 A 组(Coxsackie virus A,CoxA)和 B 组(Coxsackie virus B,CoxB)、EV71(Enterovirus 71),其中以 EV71、Cox A16 最多见。
- 前驱症状少,多数患者可为突然发热,体温可达 38～39℃。
- 发热同时或发热后 1～2 天出现 HFMD 典型体征。
- 患儿常有哭闹、烦躁、拒食、流涎等表现。
- 发热、皮疹和口腔溃疡一般在 1 周内可自愈,皮疹消退后不遗留痕迹。
- 并发症

◇ 中枢神经系统:无菌性脑膜炎、脑干脑炎、脑炎、急性弛缓性麻痹、小脑共济失调等。

◇ 神经源性肺水肿、肺出血等。

优选路径

- X 线和 CT:主要用于 HFMD 呼吸道并发症的诊断,其表现与病情变化具有相关性,能反映病情轻重、病情变化及转归,对判断病情、调整治疗方案及预测转归等均具有重要的指导意义。

- MRI:是诊断 HFMD 并发脑炎,特别是脑干脑炎最敏感的影像学检查方法,可观察病变部位、范围及程度。

- 超声:怀疑 HFMD 合并病毒性心肌炎、神经源性心脏损害等心功能不全时,超声为首选检查方法。

影像要点

神经系统并发症

- 无菌性脑膜炎

  ◇ MRI 平扫多无异常改变,增强扫描脑膜通常无强化。

  ◇ 合并病毒性脑炎时,两侧颞叶和额叶坏死和水肿,表现为病变脑叶 T_1WI 呈低信号,T_2WI 呈高信号。

- 脑干脑炎

  ◇ 病灶位置

    ➢ 多见于延髓、脑桥、中脑,常为脑干背侧。

    ➢ 病情严重者还可累及延髓、中脑、丘脑、小脑齿状核,甚至与颈髓连成片状异常信号。

  ◇ 信号变化

    ➢ 信号变化多种多样,且与病程时期有关。

    ➢ 主要病灶

      ◆ 脑桥延髓交界处背侧病灶 T_1WI 呈稍低信号,T_2WI 呈稍高信号(图 7-1)。

      ◆ 急性期:信号变化分为 3 类(根据平扫及增强信号

32

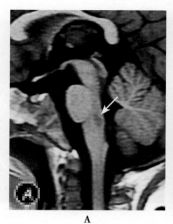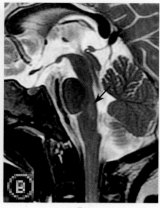

A   **B**

图 7-1 手足口病并发脑干脑炎

A. 矢状面 MRI T_1WI 示脑桥延髓交界处背侧纵型稍低信号影（箭）；B. 矢状面 T_2WI 示上述病灶呈高信号（箭）

变化）。

- ■ MRI 平扫阴性，增强可见轻度强化。
- ■ MRI 平扫阳性，增强无强化。平扫 T_1WI 呈等信号或稍低信号，T_2WI 呈稍高信号，FLAIR 及 DWI 呈高信号，增强无强化。
- ■ MRI 平扫阳性，增强可见轻～中度强化。平扫 T_1WI 呈等信号或稍低信号，T_2WI 呈稍高信号，FLAIR 及 DWI 呈高信号（图 7-2）。

   ◆ 恢复期

- ■ 患儿康复好转，MRI 扫描可无异常信号。
- ■ 急性期时若患儿病情持续恶化，主要病灶可进展为软化灶。

  ➤ 其他部位病灶

   ◆ 延髓、中脑、丘脑、小脑齿状核病灶急性期 T_1WI 呈

33

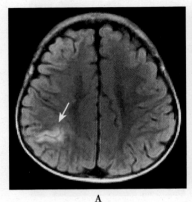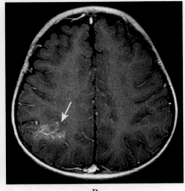

A   B

图 7-2 手足口病并脑干脑炎

A. 病程第 7 天, MRI FLAIR 示右顶叶皮质及皮质下片状高信号
(箭); B. 增强扫描病灶中度强化(箭)

　　　　　低信号, T_2WI 呈高信号。

　　◆ FLAIR 及 DWI 呈高信号。

　　◆ 增强扫描无强化。

　　◆ 影像特点同一般肠源性病毒性脑炎。

　　◆ 通常不会进展为软化灶。

- 脑炎
  - ◇ 病变可累及脑叶、基底节、丘脑、脑干、小脑、放射冠和胼胝体,以灰质为主,白质可同时受累。
  - ◇ 占位效应轻微,仅出现局部脑回增宽、脑沟变浅,中线结构无移位。
  - ◇ CT 显示病灶呈小斑片状低密度灶。后期(2 个月后)病灶明显变小,呈小点状低密度灶。
  - ◇ MRI 表现为 T_1WI 低信号, T_2WI 高信号, T_2WI FLALR 高信号, DWI 高信号,边缘模糊。后期为小斑点状 T_1WI 低信号, T_2WI 高信号, FLALR T_2WI 高信号, DWI 低信号。

34

- 脊髓炎
    - ◇ 主要累及脊髓中央灰质（前角为主），可为单侧或双侧。
    - ◇ 病灶呈 T_1WI 稍低信号，T_2WI 高信号，病灶轻～中度强化（图7-3）。
    - ◇ 以颈段脊髓最易受累。
    - ◇ 危重症患者可表现为急性横贯性脊髓炎，MRI 表现为颈髓弥漫肿胀、T_1WI 稍低信号、T_2WI 高信号，灰白质同时受累、分界不清，且与延髓异常信号连成一片，为脑干脑炎伴颈髓横贯脊髓炎，是病情危重征象。
    - ◇ 恢复期多数 MRI 扫描可为阴性，少数可进展为软化灶。

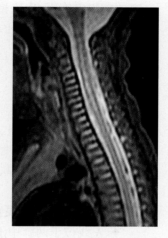

图7-3 手足口病并发脊髓炎
病程第 5 天，矢状面 MRI T_2WI 示颈髓中央见线状高信号

    呼吸系统并发症
- 支气管炎
    - ◇ 支气管壁及周围炎症
        - ➤ X 线表现为肺纹理增粗、模糊，呈纤细模糊的线条状影。
        - ➤ 沿气道分布，随支气管解剖走向，显示为"双轨"征，垂直面显示为"袖口"征。
    - ◇ 肺泡壁及小叶间隔间质炎症
        - ➤ 短线条状影交织成网状。
        - ➤ 肺弥漫性透光度减低。
    - ◇ 小叶腺泡或细支气管周围炎症
        - ➤ 结节状密度增高影，边缘较模糊，散布于上述间质病变内。

- 肺炎
  - ◇ 肺纹理增多、增粗、边缘模糊。
  - ◇ 多发沿肺纹理分布,大小不一的小斑片状密度增高影或磨玻璃样密度影,边缘模糊。
  - ◇ 病变可相互融合成片状,甚至呈大叶性改变,但密度不均。
- 肺水肿
  - ◇ 间质性肺水肿
    - ➢ 肺纹理和肺门改变
      - ◆ 两上肺纹理增粗、增多、模糊,下肺纹理变细。
      - ◆ 肺门影增大、密度增高、边界模糊不清。
      - ◆ 支气管管壁增厚、模糊,上叶前段支气管可见支气管"袖口"征。
    - ➢ 间隔线影(Kerley 线)
      - ◆ A 线位于两肺中上野,自肺野外围斜行引向肺门的线状密度增高影,长 5~6cm,宽 0.5~1mm。
      - ◆ B 线位于两肺下野近肋膈角区,呈短而直的线状密度增高影,长 2~3cm,垂直于胸膜且与其相连。最为常见,是间质性肺水肿最重要的 X 线特征。
      - ◆ C 线位于两肺下野,呈网状密度增高影,是 B 线重叠影像。
    - ➢ 胸膜下积液
      - ◆ 叶间裂增厚,不随体位改变。
  - ◇ 肺泡性肺水肿
    - ➢ 以肺门为中心对称分布,肺野内大片云絮状密度增高影,多位于中内带,典型者呈"蝶翼"状改变,亦可为单侧(图 7-4)。

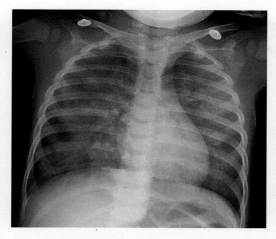

图7-4 手足口病并发肺泡性肺水肿
X线胸片示两肺野斑片状、云雾状阴影,以两肺门
周围为浓密,呈蝶翼状分布,心影无增大

> ➤ 肺水肿分布一般是下部比上部多,内侧比外侧多,病变
>   在肺尖部者少见,且由内向外密度逐渐变淡。
> ➤ 少量胸腔积液,多为两侧。
> ➤ 临床对症处理后肺部病变短时间内可明显吸收,病变
>   "来去匆匆"。

- 肺出血
  - ◇ 肺野透光度减低伴小斑点状影。
  - ◇ 片絮状影
    - ➤ 多发较密集的"豹斑"状或镶嵌状致密影,密度均匀一
      致呈无结构样。
  - ◇ 大片状影
    - ➤ 呈一侧或两侧肺野均匀密度增高,俗称"白肺"(图7-
      5)。
  - ◇ 心影增大或进行性增大。

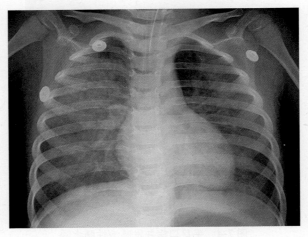

图 7-5　手足口病并发肺出血
X 线胸片示两肺野斑片状、云雾状阴影,以肺门周围明
显;右肺野大片状密度增高影,几乎呈"白肺",心影略
增大

心血管系统

- 超声
  - ◇ 轻症患儿表现为心腔扩大(以左心室扩大为主),心率加快,少量心包积液,瓣膜反流(二尖瓣及三尖瓣多见)等。
  - ◇ 重症患儿主要表现为一过性弥漫性左室收缩功能减弱和节段性室壁运动异常,以心尖部为主,每搏输出量明显降低。

鉴别诊断

- 中枢神经性病变需与病毒性脑干脑炎、脑干星形细胞瘤、多发性硬化、单纯疱疹性脑炎等鉴别。
- 呼吸系统病变应与流行性感冒、病毒性肺炎、SARS、人禽流感肺炎、细菌性肺炎、过敏性肺炎、麻疹肺炎等鉴别。

第八节 人 禽 流 感

定义

- 人禽流感是由禽流感病毒某些亚型中的一些毒株感染人所引起的一种急性呼吸道传染病。目前已证实,感染人的禽流感病毒亚型为 H5N1、H7N9 及 H9N2 等。H5N1 型病毒感染引起的人禽流感病情重,病死率高,称之为高致病性禽流感(highly pathogenic avian influenza,HPAI)。

- 《中华人民共和国传染病防治法》规定的乙类传染病,按甲类传染病的预防措施处理。

流行病学

- 传染源:患禽流感或携带禽流感病毒的鸡、鸭、鹅、鸽子等禽类,特别是鸡是重要的传染源。患者是否为人禽流感的传染源尚待进一步确定。

- 传播途径:主要经呼吸道传播;通过密切接触感染的禽类及其分泌物、排泄物,以及受病毒污染的水等被感染。目前尚缺乏人与人之间传播的确切证据。

- 易感人群:人群普遍易感。12 岁以下儿童发病率较高,病情较重。

临床要点

- 人感染 H5N1 及 H7N9 禽流感病毒的临床表现为发热、咳嗽、头痛、乏力、周身肌肉酸痛和全身不适等流感样症状。

- 并发症:合并鲍曼不动杆菌感染、纵隔和皮下气肿、肺间质纤维化、股骨头无菌性坏死、骨髓炎。

优选路径

- X 线:胸部 X 线检查是初诊和复查的首选检查手段。在短期内复查 X 线胸片有利于观察病情变化,恢复期定期复查 X 线胸片有利于观察病变的吸收消散、残留病灶及肺间质纤维化等。

- CT：一般不作为首选检查。在人禽流感恢复期病灶长期不吸收及 X 线胸片正常但仍有症状时，需加做 CT 检查进一步观察。
- MRI：对人禽流感相关中枢神经系统、骨骼肌肉等并发症的诊断具有很好的空间分辨率，被临床广泛应用。

影像要点

人禽流感病毒性肺炎

- 发病初期
  - ◇ CT
    - ➢ 小叶间隔增厚和腺泡结节影。
    - ➢ 肺内见片状磨玻璃样影，单发或多发，病灶位于一侧下肺叶多见。
    - ➢ 片状肺实变影，其间可见支气管充气征，在片状实变影的周围或其他肺叶可见磨玻璃影（图 8-1）。
- 进展期
  - ◇ 肺大片实变影最为常见，其内见支气管充气征。

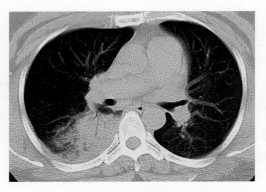

图 8-1　人感染 H7N9 禽流感病毒性肺炎
病程第 4 天，CT 示右肺下叶后基底段大片实变，可见支气管充气征

◇ 斑片状实变影,病灶以肺叶或肺段分布或见大小不一的
   类圆形实变影(图8-2)。

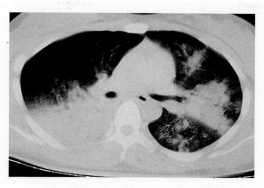

图8-2 人感染 H5N1 禽流感病毒性肺炎
病程第 7 天,CT 示右肺叶大片状实变影,内可见
支气管充气征。左肺可见大片状实变影及片状
磨玻璃样阴影

◇肺实变影与磨玻璃密度影同时出现,以实变为主。

◇ 重症患者两肺出现弥漫性浸润病灶,大片状肺实变影的
   周边见磨玻璃样影,呈 ARDS 改变。

- 恢复期
   ◇ 原大片肺实变逐渐吸收缩小变淡,实变的肺组织逐渐膨
      胀。影像表现以斑片状及条片状实变为主。
   ◇ 磨玻璃密度影范围逐渐变小或完全吸收。
   ◇ 肺间质纤维化改变,表现为小叶间隔增厚,胸膜下弧线影、
      间隔旁气肿、纵隔旁肺大疱及小支气管扩张等(图8-3)。
   ◇ 胸膜局限性肥厚、粘连。
   ◇ 病灶吸收过程中可见肺气囊,治疗后可吸收。
- 影像学动态变化特点
   ◇ 病灶动态变化快,重症肺炎病例病灶可在 48 小时内迅速
      蔓延至两肺多叶段。

41

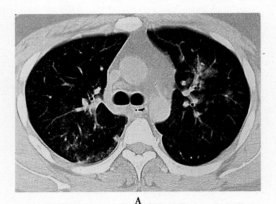

A

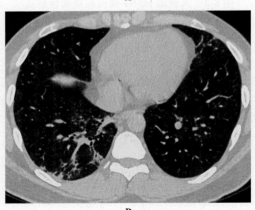

B

图 8-3　人感染 H7N9 禽流感病毒性肺炎
A. 病程第 15 天, CT 示双上肺见小片状磨玻璃
影及胸膜下小叶间隔增厚; B. 右肺下叶见小支
气管扩张及胸膜局限性肥厚粘连。左肺舌叶见
条索影及小叶间隔增厚影

◇ 早期及进展期病变主要表现为肺部实变影和磨玻璃影。

◇ 病灶吸收慢。部分患者在出院后数年肺内仍可见肺间质性纤维化改变。

◇ 胸部影像学变化与临床症状和体征呈不一致性,即肺部病灶吸收滞后于临床。

人禽流感并发症

- 纵隔和皮下气肿
  ◇ CT
    ➢ 环绕纵隔内的气体密度线条影,气体从纵隔胸膜向肺野方向推移。
    ➢ 纵隔内气体向上沿颈筋膜间隙逸到颈部、胸部皮下,产生皮下气体密度影像。
- 肺间质纤维化
  ◇ CT 表现为索条、网状及蜂窝状影。
  ◇ HRCT 能较好地显示肺间质异常的细微变化,如小叶间隔增厚、小叶内间质增厚、胸膜下弧线影、蜂窝状影、间隔旁肺气肿及小支气管扩张等。
- 股骨头无菌性坏死
  ◇ CT
    ➢ 早期:股骨头骨小梁所形成的"星状"征变形或消失,表现为股骨头内点片状密度增高影,"星状"征周围部分呈丛状改变或互相融合。
    ➢ 晚期:股骨头碎裂变形,碎骨片之间骨质吸收呈不规则低密度区,"星状"征消失。
  ◇ MRI
    ➢ Ⅰ期表现为股骨头上方邻近关节处 T_1WI 及 T_2WI 出现均匀一致或不均匀低信号区。
    ➢ Ⅱ期可见楔形混杂低信号带。
    ➢ Ⅲ期可见死骨"新月"征、皮质塌陷。

> Ⅳ期是在Ⅲ期表现基础上伴有关节退行性变及关节间隙狭窄。

- 骨髓炎
  - ◇ 股骨多见。
  - ◇ T_2WI 不规则低信号区(图8-4)。

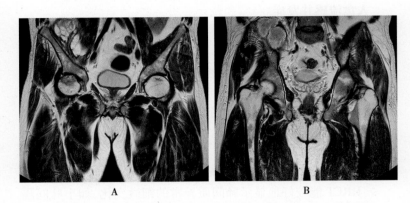

A   B

图8-4 人感染 H7N9 禽流感并发股骨头缺血坏死、骨髓炎
A. 病程第37天,骨盆 MRI 平扫示双侧股骨头 T_1WI 及 T_2WI 不规则低信号;B. 左右股骨中上段 T_2WI 不规则低信号

鉴别诊断

- 需与病毒性肺炎,如甲型 H1N1 流感及 SARS 等进行鉴别。

第九节 艾 滋 病

定义

- 艾滋病即获得性免疫缺陷综合征(acquired immune deficiency syndrome,AIDS),是由于人类免疫缺陷病毒(human immuno-deficiency virus,HIV)感染引起的一种严重免疫缺陷性传染病。本病主要经性接触、血液及母婴传播。HIV 主要侵犯、破坏辅助性 T 淋巴细胞(CD_4^+T 淋巴细胞),导致机体细胞免疫功能受损乃至缺陷,最终并发各种严重的机会性感染和肿瘤。

- 《中华人民共和国传染病防治法》规定的乙类传染病。

流行病学

- 传染源:AIDS 患者和 HIV 感染者是本病最主要的传染源。
- 传播途径:主要是性接触、血液和母婴传播。
- 易感人群:人类对 HIV 普遍易感。

临床要点

- 急性期
  - ◇ 通常发生在初次感染 HIV 后 2~6 周。
  - ◇ 以发热最为常见,可伴有咽痛、盗汗、恶心、呕吐、腹泻、皮疹、关节痛、淋巴结肿大及神经系统症状。
  - ◇ 血液中可检出 HIV-RNA 和 p24 抗原,HIV 抗体在感染后数周才出现,CD_4^+T 淋巴细胞计数一过性减少,CD_4/CD_8 比例亦可倒置。
- 无症状期
  - ◇ 又称潜伏期,此期持续时间一般为 6~8 年。
  - ◇ 感染者除 HIV 抗体阳性外,无自觉症状和阳性体征。
  - ◇ CD_4^+T 淋巴细胞计数的急剧下降和较高的病毒载量预示病情进展加速。
- 艾滋病期
  - ◇ 感染 HIV 后的最终阶段。
  - ◇ 此期主要表现为 HIV 相关症状、各种机会性感染及肿瘤。
    - ➢ HIV 相关症状
      - ◆ 持续不规则发热、腹泻 1 个月以上;近 3 个月内体重减轻 10% 以上。
      - ◆ 部分患者出现神经精神症状,如记忆力减退、精神淡漠、性格改变、头痛、癫痫及痴呆等。
      - ◆ 持续性全身性淋巴结肿大。

➤ 机会性感染
- ◆ 中枢神经系统:进行性多灶性白质脑病、弓形虫脑炎、隐球菌性脑膜脑炎、结核性脑膜炎、淋巴瘤等。
- ◆ 呼吸系统:耶氏肺孢子菌肺炎、肺结核、非结核分枝杆菌感染、肺马尔尼菲青霉菌病、肺曲霉菌病、肺隐球菌病、肺淋巴瘤等。
- ◆ 消化系统:以口腔和食管的念珠菌病及疱疹病毒和巨细胞病毒感染常见。
- ◆ 眼部:巨细胞病毒性视网膜炎、弓形虫性视网膜炎等。
- ◆ 皮肤黏膜:常见带状疱疹、传染性软疣、尖锐湿疣、真菌性皮炎和甲癣等。

➤ 肿瘤
- ◆ 淋巴瘤、Kaposi 肉瘤、侵袭性宫颈癌等。

✧ CD_4^+T 淋巴细胞计数明显下降,多低于 $0.2 \times 10^9/L$, HIV 血浆病毒载量明显升高。

优选路径
- 超声可用于 AIDS 腹部等并发症的筛查及随访。
- X 线胸片主要用于 AIDS 胸部、骨骼等并发症的筛查及随访。
- CT、MRI 可用于 AIDS 并发症的诊断和随访。

影像要点

HIV 脑炎
- CT
  - ✧ 双侧脑白质对称或不对称的斑点状或弥漫性低密度病灶,无占位效应,增强扫描无强化(图 9-1)。

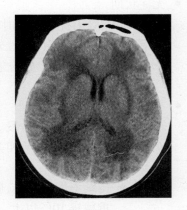

图 9-1 HIV 脑炎
CT 示双侧大脑半球白质呈对称性大片状低密度,未见占位效应

46

◇ 弥漫性脑萎缩。

- MRI

  ◇ T_2WI 显示脑白质深部多发斑片状或弥漫性高信号,无占位效应,增强扫描无强化。

  ◇ 非出血性脑梗死。

  ◇ 广泛性或局限性脑萎缩。

  进行性多灶性白质脑病

- CT

  ◇ 多发、分布不均,斑片状、扇形或椭圆形低密度病灶,外缘呈波浪状,内缘光滑。病灶可融合,无占位效应。

  ◇ 增强扫描病灶多无强化。

  ◇ 病变最先累及皮质下,逐渐向深部脑白质扩展,低密度区不断扩大伸展,最后融合成大片。

- MRI

  ◇ 皮质下多灶性脱髓鞘斑,T_1WI 较大病灶为低信号,较小者为等信号,T_2WI 为高信号,边界尚清楚(图 9-2)。

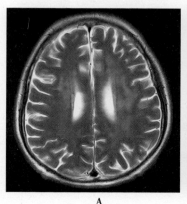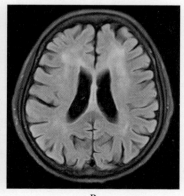

A   B

图 9-2　艾滋病进行性多灶性白质脑病

A. MRI T_2WI 示双侧半卵圆中心及左侧额叶多发斑片状高信号,边界模糊;B. 上述病灶在压水压脂像 T_2WI 上呈高信号

47

◇ 典型表现为顶枕叶较大面积 T_1WI 低信号、T_2WI 高信号。

◇ 位于皮质下病灶常位于灰白质交界处,由于侵犯皮质下 U 型纤维而呈"扇形"改变。

◇ 病灶多无占位效应,但有融合倾向。

◇ 病灶强化少见,或仅有病灶周边轻度强化。

弓形虫脑炎

- CT

  ◇ 基底节多发低密度或等密度病灶,伴有灶周水肿及占位效应。

  ◇ 增强扫描病灶呈结节状或环状强化,强化环常薄而光滑,常可见靶征(图 9-3)。

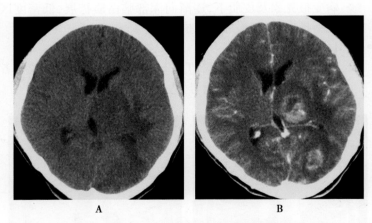

A   B

图 9-3 艾滋病相关性弓形虫脑炎

A. CT 平扫示左侧基底节区、丘脑和枕叶可见片状低密度病灶,左侧脑室受压变形,中线结构向右侧移位;B. 增强扫描示左丘脑和枕叶病灶呈结节状强化

- MRI

  ◇ T_1WI 呈等信号或稍低信号,T_2WI 呈高信号。

  ◇ 增强扫描病灶明显强化,可呈结节状、螺旋状、环状或靶状强化。

隐球菌性脑膜脑炎

- CT
    - ◇ 平扫病灶呈等或高密度,周围伴脑水肿。
    - ◇ 增强扫描呈大小不一、多发、边界锐利、明显强化的结节,或不均匀强化或呈环状强化。
- MRI
    - ◇ T_1WI 为略低或等信号,T_2WI 呈高信号(图 9-4)。

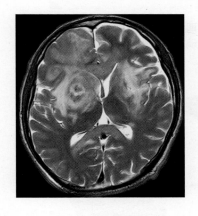

图 9-4 艾滋病相关性脑内隐球菌感染
MRI T_2WI 示双侧基底节区、颞叶、额叶、右侧枕叶、胼胝体压部多发条片状及斑片状稍高至高信号病灶,边界尚清,右侧脑室前角受压变窄

  - ◇ 增强后轻度或明显强化。
  - ◇ V-R 间隙扩大。

耶氏肺孢子菌肺炎

- X 线、CT
    - ◇ 弥漫性双侧肺泡及肺间质浸润性阴影是本病典型的 X 线表现。
    - ◇ 早期(渗出期):双肺弥漫分布斑点状、颗粒状阴影,边缘清楚,自肺门向周围扩展(图 9-5)。
    - ◇ 中期(浸润期):病变融合表现为非特异浸润阴影,呈磨玻璃样阴影(图 9-6)。

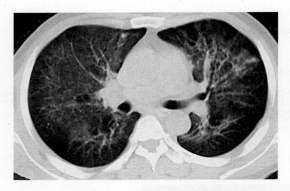

图9-5　艾滋病相关性耶氏肺孢子菌肺炎(渗出期)
CT示双肺多发磨玻璃样阴影和粟粒样结节影

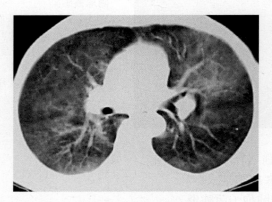

图9-6　艾滋病相关性耶氏肺孢子菌肺炎(浸润期)
CT示双肺弥漫分布磨玻璃样阴影

✧ 中晚期(实变期):实变,空气支气管征(图9-7)。

✧ 晚期(纤维化期):双肺小叶间隔增厚,纤维条索影,网格状影(图9-8)。

✧ 肺气囊。

✧ 偶有胸腔积液。

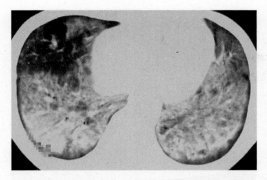

图 9-7　艾滋病相关性耶氏肺孢子菌肺炎（实变期）
CT 示双肺多发实变和结节,右肺下叶可见空气
支气管征

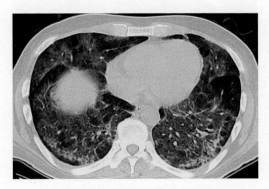

图 9-8　艾滋病相关性耶氏肺孢子菌肺炎（肺纤维化期）
CT 示双肺多发磨玻璃样阴影和条索影

肺结核

- AIDS 患者肺结核的影像学表现根据患者免疫抑制程度不同而异。
- 在 AIDS 早期,肺结核的影像学表现与免疫功能正常患者相似(图 9-9)。
- 在 AIDS 中期与后期,肺结核多为原发感染表现,即出现肺内

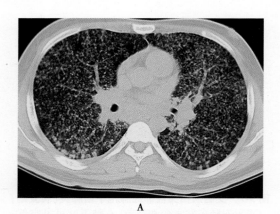

A

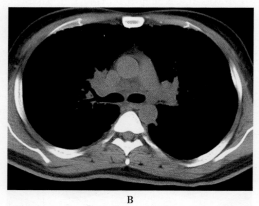

B

图9-9 艾滋病相关性肺结核

A. CT 示双肺均匀分布大小、密度均匀一致的粟粒样结节影,部分结节融合;B. 纵隔、肺门多发增大淋巴结

实变和一个或多个肿大的肺门或纵隔淋巴结。在病变部位与形态上非典型表现明显增多,血行播散、支气管播散较为常见,空洞少见。

肺曲霉菌病

• 曲霉菌球

❖ 薄壁空洞或空腔内的孤立球形灶,边缘光滑锐利,数毫米
　至数厘米不等(图9-10)。

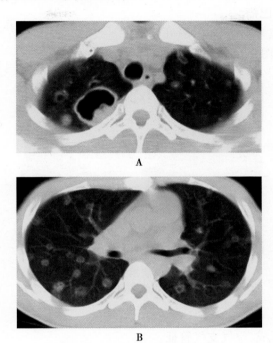

图9-10　艾滋病相关性肺曲霉菌病
A、B. CT示双肺多发结节和空洞,大小不一,壁
厚尚均匀,部分空洞内可见附壁结节

❖ 曲霉菌球呈软组织密度,有时可见钙化,CT增强无强化。
❖ 空气"半月"征。
❖ 曲霉菌球可随体位不同而发生变动,即"滚球"征。
● 侵袭性肺曲霉菌病
　❖ "晕轮"征:早期特征的CT表现。
　❖ 楔形实变影:早期较特征性的改变。
　❖ 空气"半月"征:多见于侵袭性肺曲霉菌病诊断后2~3

周,表示感染开始消退。

◇ 线条状瘢痕影:见于感染恢复末期,提示病变基本痊愈。

肺淋巴瘤

- 单发或多发结节,周围可见晕征。
- 肿块(图9-11)。

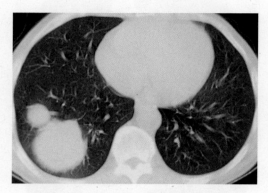

图9-11 艾滋病相关性肺淋巴瘤
CT示右肺下叶可见软组织肿块,呈葫芦状,浅分叶,可见短毛刺

- 空洞形成,空气支气管征。
- 胸腔积液。
- 淋巴结肿大。

肺 Kaposi 肉瘤

- "粗乱邋遢"的 X 线胸片表现是肺 Kaposi 肉瘤的特征(图9-12)。
- CT 典型征象为不规则的结节影或实变沿增强的支气管血管纹理分布(图9-13)。
- 胸膜下结节,结节或肿块旁可见磨玻璃样阴影。
- 小叶间隔增厚。
- 肺门、纵隔淋巴结肿大。

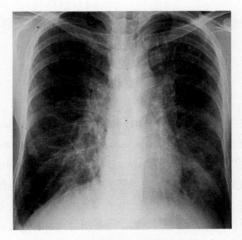

图 9-12　艾滋病相关性 Kaposi 肉瘤
X 线胸片示双侧肺门增大,结构紊乱,双肺
下野可见多发小片状磨玻璃样阴影

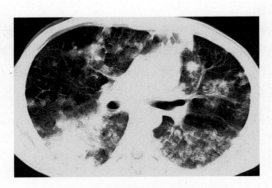

图 9-13　艾滋病相关性 Kaposi 肉瘤
CT 示双肺散在云雾状、团片状密度增高影,密度
不均,边缘不清,部分病灶实变

鉴别诊断

● HIV 急性感染期需与传染性单核细胞增多症鉴别。

第十节　严重急性呼吸综合征

定义

● 严重急性呼吸综合征(severe acute respiratory syndrom,SARS)
又称传染性非典型肺炎(infectious atypical pneumonia),是由
SARS 冠状病毒(SARS-coronavirus,SARS-CoV)引起的急性呼
吸道传染病。临床表现主要为发热、头痛、肌肉酸痛、乏力、
干咳少痰、腹泻等。大部分患者伴有肺炎,严重者可以引起
急性肺损伤、ARDS,甚至会出现多脏器衰竭而死亡。

● 《中华人民共和国传染病防治法》规定的乙类传染病,但按照
甲类传染病管理。

流行病学

● 传染源:SARS 患者是主要传染源。一般于发病的第 2 周传
染性最强。

● 传播途径:近距离呼吸道飞沫传播是本病主要的传播途径,
接触患者的分泌物、排泄物和被其污染的物品也可被传播。

● 易感人群:人群普遍易感。发病者以青少年居多;儿童和老
年人较少见。

临床要点

　分期

● 潜伏期:一般为 2～10 天。

● 早期

　◇ 为病初 1～7 天。

　◇ 起病急,以发热为首发症状,体温>38℃。

　◇ 多伴有寒战、乏力、头痛、关节酸痛和肌痛等。

　◇ 部分患者可有干咳、胸痛、腹泻等症状,但少有上呼吸道

卡他症状。

- 进展期
  - ✧ 病程第 8～14 天。
  - ✧ 发热和感染中毒症状持续存在。
  - ✧ 肺部病变进行性加重,表现为胸闷、气短促、呼吸困难、心动过速,活动后明显。
- 恢复期
  - ✧ 发病 2～3 周后,发热渐退,其他症状与体征减轻至消失。
  - ✧ 肺部炎症吸收和恢复较为缓慢,体温正常后仍需 2 周左右才能完全吸收恢复正常。

并发症

- 继发感染、成人型呼吸窘迫综合征(ARDS)、多脏器功能不全、肺间质纤维化、纵隔气肿、皮下气肿和气胸、骨质异常。

优选路径

- X 线和 CT:SARS 的主要检查方法。

影像要点

早期

- 单发小片状病灶
  - ✧ 类圆形磨玻璃样阴影。
  - ✧ 肺小叶及小叶融合磨玻璃样阴影。
  - ✧ 小片状实变(图 10-1)。
- 多发小片状磨玻璃样阴影
  - ✧ 双肺多发、多个类圆形磨玻璃样阴影(图 10-2)。
- 大片状或肺段磨玻璃样阴影

进展期

- 病变由发病初期的小片状阴影发展为大片状阴影,由单发病变进展为多发或弥漫性病变。
- 病变可由一个肺叶扩散到多个肺叶,或由一侧肺的一个肺叶发展到另一侧或双侧。

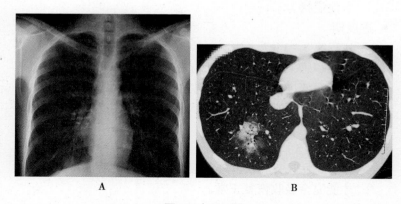

A   B

图 10-1 SARS
A. 病程第 3 天, X 线胸片示右肺下叶磨玻璃样阴影; B. CT 示右肺
下叶小叶融合状磨玻璃样阴影伴有实变

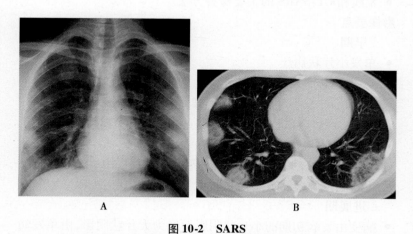

A   B

图 10-2 SARS
A. X 线胸片示两肺胸膜下串珠状类圆形磨玻璃样阴影; B. CT 示
两侧胸膜下多发磨玻璃样阴影, 形状不一, 密度不均

- 病变初期的磨玻璃样阴影密度逐渐增高至肺实变,或不同密度磨玻璃样阴影与实变合并存在,病变处肺血管影像增多、增粗。
- 部分 SARS 患者影像以肺间质渗出为主,表现为类似肺间质纤维化的蜂窝肺改变,肺泡内渗出较轻(图 10-3)。

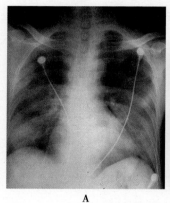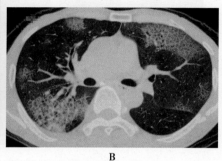

A   B

图 10-3　SARS
A. 病程第 7 天,X 线胸片示双肺弥漫分布片状高密度影;B. CT 示双肺多发磨玻璃样阴影,内见肺泡影,呈"铺路石"样改变

重症期

- X 线
  - ◇ 双肺单发或多发大片状阴影快速进展为广泛或弥漫肺实变,呈"白肺"。
  - ◇ 病变部位以双肺下叶和胸膜下明显多见。
- CT
  - ◇ 大范围或弥漫磨玻璃样阴影或肺实变。
  - ◇ 病变进展快。
  - ◇ 伴急性肺损伤、ARDS(图 10-4)。

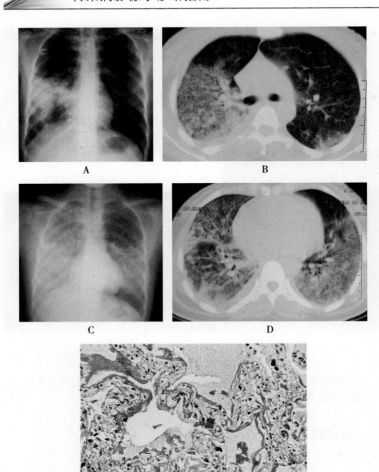

图 10-4　SARS 并发 ARDS

A. 病程第 9 天,X 线胸片示右中下肺野大片状高密度阴影;B. CT
示右肺及左肺下叶背段磨玻璃样阴影,以右肺为著;C. 病程第 11
天,X 线胸片示右肺及左中下肺野呈白肺表现;D. CT 示双肺弥漫
磨玻璃样阴影及实变;E. 病理示肺泡腔内充满均匀淡染嗜酸性的
渗出液,为浆液性或纤维素性液体,肺泡腔内渗出物浓缩形成透明
膜,贴于肺泡壁(HE　×200)

◇ 继发细菌、真菌感染。

并发症

- 继发感染

  ◇ 肺部继发感染(细菌、真菌、结核等)可使病变范围增大、增多及病程延长。

  ◇ 发病2~3周后,可引起空洞及胸腔积液。空洞单发或多发(图10-5)。

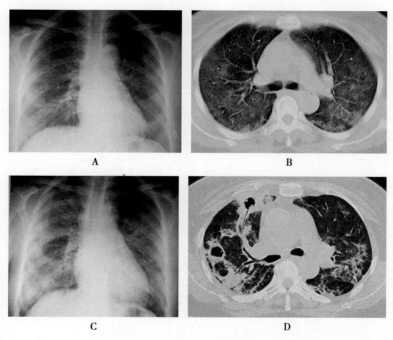

A   B

C   D

图10-5　SARS并发金黄色葡萄球菌感染
A. 病程第16天,X线胸片示双侧中下肺野大片状密度增高阴影;B. CT示双肺磨玻璃样阴影;C. 病程第25天,X线胸片示双肺病变进展,右中肺野见空洞;D. CT示右肺实变及多发空洞形成

- 肺间质改变
  - ◇ 肺内炎症吸收后残存肺间质纤维化,表现为局部不规则高密度斑片、索条状、细网状及蜂窝状影像,可引起牵拉性支气管扩张(图10-6)。

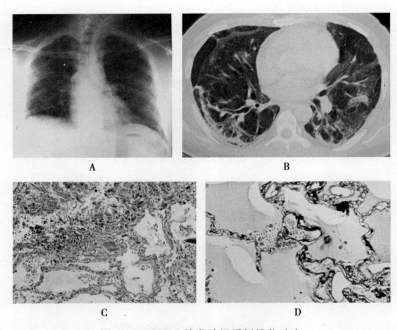

图10-6 SARS并发肺间质纤维化改变

A. 病程第62天,X线胸片示双肺纹理增强,纤维索条影;B. CT示双肺密度不均匀,多发索条影;C. 肺泡毛细血管壁网状纤维增生,致使毛细血管壁不规则增厚(网状纤维 ×200);D. 肺泡间隔内胶原纤维增生,呈玫瑰红色不规则状(PTAH ×200)

- ◇ 严重的肺间质增生导致肺体积缩小。
- 纵隔气肿
  - ◇ 纵隔间隙条状或片状气体影,气体量较多时可位于食管、气管、大血管及心包等结构周围(图10-7)。

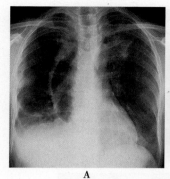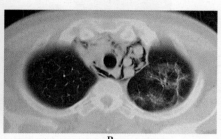

A   B

图 10-7　SARS 并发纵隔气肿

A. X 线胸片示纵隔内见不规则透亮区；B. CT 示纵隔内多发气体密度影，左肺上叶多发斑片影及条索影

- 骨质缺血及坏死性改变

  ◇ 骨质异常改变以髋、膝关节多见，也可发生在踝、肩等关节和长骨骨干（图 10-8）。

  ◇ SARS 康复患者骨异常改变主要是骨缺血坏死。

  ➤ 股骨头缺血性坏死：股骨头负重关节面下出现典型线条样异常信号，在 T_1WI 上为低信号，STIR 图像呈明显高信号。

  ➤ 股骨髁缺血性坏死：股骨髁关节面下骨坏死表现为股骨远端股骨髁关节面下出现线条状或斑片状异常信号，两端常直达关节面，在 T_1WI 上为低信号，STIR 图像呈明显高信号。

  ➤ 骨梗死：骨髓内骨梗死表现为骨髓内大片地图样信号异常改变，与关节面不相连。病灶中央是坏死区，周围是反应带；坏死区在 T_1WI 上为高信号，STIR 图像为低信号；而反应带则在 T_1WI 上为低信号，STIR 图像为明

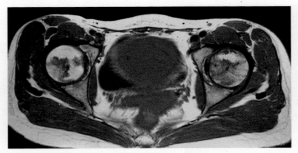

A

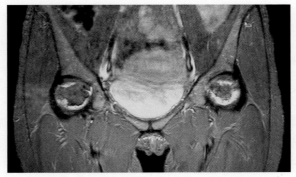

B

图 10-8　SARS 并发骨缺血坏死

A. 脂肪抑制 T_2WI 示两侧股骨头内信号不均匀,高信号环内见不均匀片状等信号及线状低信号,股骨头未见变形;B. 髋关节冠状面 T_1WI 示股骨下端见线状低信号带,股骨关节软骨下不均匀低信号区

　　显高信号。

➤ 关节腔积液:T_2WI 脂肪抑制呈明显高信号。

鉴别诊断

- 其他病毒性肺炎,支原体肺炎,耶氏肺孢子菌肺炎,军团菌肺炎,肺部真菌感染。

第十一节　流行性感冒

定义

- 流行性感冒(influenza)简称流感,是由流行性感冒病毒(influenza virus)引起的急性呼吸道传染病,主要通过飞沫传播,其发病率居法定传染病首位。
- 《中华人民共和国传染病防治法》规定的丙类传染病。

流行病学

- 传染源:流感患者和隐性感染者是流感的主要传染源。
- 传播途径:空气飞沫传播是主要传播途径。
- 易感人群:人群普遍易感,与性别、年龄、职业等无关。

临床要点

- 起病急骤,以全身中毒症状为主,呼吸道症状轻微。
- 根据临床表现分为单纯型流感、肺炎型流感、中毒型流感、胃肠型流感。
- 并发症主要包括继发细菌感染性肺炎及其他病原体(衣原体、支原体、军团菌、真菌等)感染所致肺炎。

优选路径

- 胸部 X 线为最常用的检查方法。
- 胸部 CT 为常用的影像检查方法,主要用于 X 线检查未能显示或显示不确定的肺内病变。
- MRI 主要用于颅内并发症的诊断。

影像诊断

　　原发性流感病毒性肺炎

- X 线
  - ◇ 以间质性肺炎和支气管肺炎为主。
  - ◇ 早期表现为肺纹理增强、边缘模糊,双下肺野显著。
  - ◇ 进展期表现为肺内网格状阴影及小结节状阴影(图 11-1)。

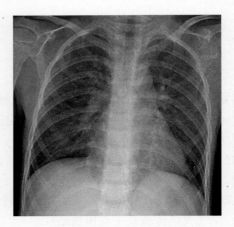

图 11-1　流感病毒性肺炎
X 线胸片示双肺纹理增粗,双肺中下野
中内带内见沿肺纹理分布的点状、小片
状阴影

　　◇ 晚期表现为蜂窝肺。
- CT
　　◇ 支气管血管束增粗,肺内可见网格状影及小结节影,小叶
　　　间隔增厚,并可见胸膜下线(图 11-2)。
　　◇ 严重者表现为两肺弥漫分布的小结节影及磨玻璃密
　　　度影。

　　继发细菌性肺炎
- X 线
　　◇ 肺泡性肺炎(大叶性肺炎),大叶性或占据大叶部分的高
　　　密度均匀一致的实变影,空气支气管征。
　　◇ 支气管肺炎(小叶性肺炎),肺纹理增强、增粗,直径 6 ~
　　　8mm 的模糊结节状影或直径约 10 ~ 25mm 的模糊片状
　　　影,伴肺气肿。
- CT

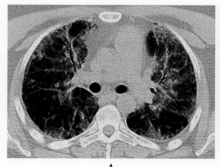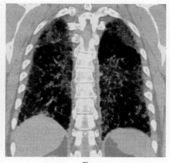

A   B

图 11-2 流感病毒性肺炎

CT 示支气管血管束增粗,双肺可见多发斑片状模糊影,位于肺门周围及肺叶外带胸膜下

◇ 与肺叶分布形态一致的实变影(图 11-3)。

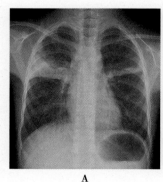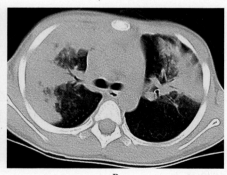

A   B

图 11-3 流感并发肺炎

A. X 线胸片示肺纹理增粗,双上肺野显示自肺门向外的楔形实变影;B. CT 示双肺上叶大片状形实变,以右侧为著,右肺上叶见空气支气管征及小斑片状模糊影

◇ 空气支气管征。

◇ 沿支气管血管束分布的、大小不等的、边缘模糊的结节影

 及斑片影。
 ◇ 小叶性肺不张。
 ◇ 局灶性肺气肿。

鉴别诊断

- 腺病毒肺炎,呼吸道合胞病毒肺炎,麻疹病毒肺炎,支原体肺炎,成人型呼吸窘迫综合征(ARDS)。

第十二节　甲型 H1N1 流感

定义

- 甲型 HIN1 流感[A(H1N1)influenza]是由变异后的新型甲型 H1N1 流感病毒 H1N1 亚型所引起的急性呼吸道传染病,其病原体为猪流感、禽流感和人流感 3 种流感病毒基因重组后产生的新病毒。
- 《中华人民共和国传染病防治法》规定的乙类传染病。

流行病学

- 传染源:甲型 H1N1 流感患者为主要传染源,无症状感染者也具有一定的传染性。
- 传播途径:主要通过飞沫经呼吸道传播,也可通过口腔、鼻腔、眼睛等部位黏膜直接或间接接触传播。
- 易感人群:人群普遍易感。多数患者年龄为 25~45 岁,以青壮年为主。

临床要点

- 潜伏期一般为 1~7 天,多为 1~3 天。
- 早期症状与普通流感相似。起病急,可见发热、咽痛、流涕、鼻塞、咳嗽、头痛、全身酸痛、乏力等。体征主要包括咽部充血和扁桃体肿大。
- 重症患者病情来势凶猛,出现高热(体温超过 39℃),甚至可能因继发重症肺炎、成人型呼吸窘迫综合征(ARDS)等导致死亡。

- 可诱发原有基础疾病加重,出现相应的临床表现。
- 并发症
  - ◇ 神经系统
    - ➤ 脑病:意识改变(烦躁、嗜睡或昏迷)超过 24 小时,其中发生对称性双侧丘脑坏死称为急性坏死性脑病(acute necrotizing encephalopathy,ANE)
    - ➤ 脑炎:在脑病的基础上,至少出现下列表现中的 2 项:①发热,体温超过 38.5℃;②局灶性神经病变体征;③脑脊液淋巴细胞计数升高;④脑电图提示脑炎;⑤神经影像学提示感染或炎症。
  - ◇ 呼吸系统
    - ➤ 肺炎:胸部 X 线或 CT 显示有肺部浸润病变或实变,除外院内获得性肺炎和呼吸机相关性肺炎。

优选路径

- X 线和 CT:主要用于甲型 H1N1 流感相关呼吸系统并发症的诊断。
- MRI:主要用于甲型 H1N1 流感相关神经系统并发症的诊断。

影像要点

甲型 H1N1 流感神经系统并发症

- CT
  - ◇ 早期可无明显改变,中晚期表现为脑沟增深、脑室扩大等脑萎缩样改变。
  - ◇ 病变早期也可见弥漫性脑水肿。
  - ◇ 小脑半球、大脑半球皮质及皮质下、半卵圆中心低密度病灶(图 12-1)。
- MRI
  - ◇ 小脑半球、脑干、大脑白质弥漫脱髓鞘改变。
  - ◇ 增强扫描显示双侧小脑半球、脑干及大脑半球脑实质见

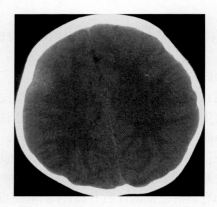

图 12-1 甲型 H1N1 流感并发脑炎
CT 示双侧半卵圆中心大片状低密度病灶

大小不等斑片状、脑回状强化。

◇ 急性坏死性脑病
➢ 对称性多灶脑损害是 ANE 的特征性表现。
➢ 病灶主要分布在丘脑、脑干被盖、侧脑室周围白质和小脑髓质。
➢ 双侧丘脑、基底节、脑干、胼胝体压部、双侧半卵圆中心和脑室旁白质对称性 T_1WI 低信号、T_2WI 高信号。
➢ FLAIR 病灶为高信号。
➢ 增强扫描半卵圆中心和丘脑线形及环形强化,脑膜无异常强化。
➢ DWI 示双侧丘脑高信号或中心呈低信号、边缘见环状高信号,其余病变区域呈高信号。
➢ 表观扩散系数(apparent diffusion coefficient, ADC)图表现为中央稍高信号,环状略低信号环绕(ADC 值低)。

甲型 H1N1 流感肺炎
• X 线

✧ 初期(发病2~3天)肺纹理增粗模糊,小斑片状阴影,病
灶多位于下肺野和肺门周围。

✧ 进展期(发病4~7天)以磨玻璃样阴影(ground-glass
opacity,GGO)和片状实变为主。多发散在病灶迅速融合,
可累及多个段叶(图12-2)。

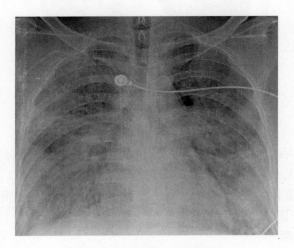

图 12-2 甲型 H1N1 流感肺炎
X 线示双肺片絮状模糊高密度影,双下肺野为著,病
变部位肺纹理模糊,肺门影增大模糊

✧ 恢复期(发病超过7天)病灶基本吸收,肺内可残留条索
状、网格状阴影,局限性肺气肿和肺大疱等。

● CT

✧ GGO 是甲型 H1N1 流感肺炎最常见的表现。病变早期,
分布于胸膜下或支气管血管周围的类圆形 GGO 是本病
的典型特征。

✧ 初期 HRCT 显示支气管血管束增粗,小叶性实变随病情
发展融合成大片(图12-3)。

✧ 病变进展,GGO 迅速互相融合扩大,密度增高,伴有 GGO

71

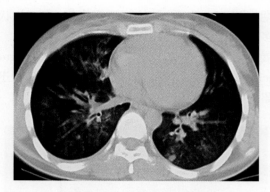

图 12-3　甲型 H1N1 流感肺炎
CT 示双肺下叶、右肺中叶多发斑片影,大小不一,密度不均匀

内或外的片状实变(图 12-4)。亦有患者仅有实变而无 GGO。

◇ 重者可并发气胸、纵隔及皮下气肿,甚至出现腹膜后积气(图 12-5)。

鉴别诊断

● 流行性乙型病毒性脑炎,常染色体显性急性坏死性脑病,腺

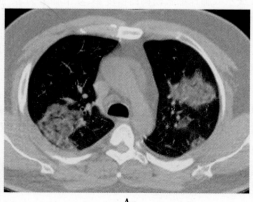

A

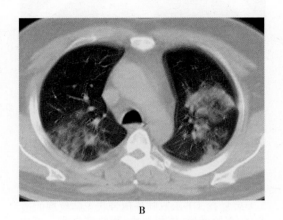

B

图 12-4　甲型 H1N1 流感肺炎

A. CT 示双肺上叶多发磨玻璃样阴影；B. 治疗 6 天后复查，CT 示病灶吸收好转

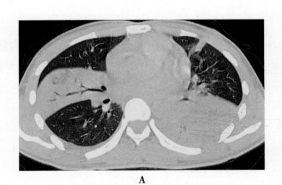

A

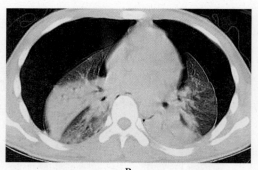

B

图 12-5 甲型 H1N1 流感肺炎并发气胸
A. CT 示右肺中叶、双肺下叶实变,其内可见空气支气管征,左肺上叶下叶舌段斑片影;B. 治疗3 天后复查,CT 示双肺外侧带状无肺纹理的透亮区,双肺受压,体积缩小,肺纹理聚集。双肺多发大片实变,其内可见空气支气管征

病毒性肺炎,支原体肺炎,过敏性肺炎,SARS。

第十三节 麻 疹

定义

- 麻疹(measles)是由麻疹病毒(measles virus)引起的急性呼吸系统传染病。以发热、流涕、眼结膜充血、呼吸道卡他症状、口腔黏膜斑和皮肤红色斑丘疹为主要临床特征。
- 《中华人民共和国传染病防治法》规定的乙类传染病。

流行病学

- 传染源:麻疹患者是唯一传染源。从潜伏期最后 1~2 天至出疹后 5 天内具有传染性。
- 传播途径:呼吸道飞沫为主要传播途径。
- 易感人群:凡未患过麻疹或未接受过麻疹疫苗者均为易感人群,以 6 个月至 5 岁儿童常见。

临床要点

　　典型麻疹

- 潜伏期为 6～12 天,平均约为 10 天,临床过程可分为 3 期,即前驱期、出疹期和恢复期。
- 前驱期
  ◇ 主要为上呼吸道炎症及眼结膜炎所致的卡他症状。
  ◇ 口腔麻疹黏膜斑(Koplik spots)见于病程第 2～3 天,为麻疹前驱期的特征性体征,具有诊断价值。
- 出疹期
  ◇ 发热、呼吸道症状明显加重。
  ◇ 皮疹首先见于耳后、发际,最后达手掌与足底,2～3 天遍及全身。
- 恢复期
  ◇ 皮疹达高峰后,常于 1～2 天内迅速好转,体温下降,全身症状明显减轻。
  ◇ 皮疹随之按出疹顺序依次消退。

　　非典型麻疹

- 轻型麻疹、重型麻疹、成人麻疹、异型麻疹。

　　并发症

- 中枢神经系统
  ◇ 急性麻疹脑炎
    ➤ 出疹后的第 2～6 天。
    ➤ 临床表现与一般脑炎的症状类似。
    ➤ 轻型脑炎数日可恢复正常;少数呈暴发性进展,迅速死亡。
  ◇ 免疫抑制性麻疹脑炎
    ➤ 见于免疫功能低下或免疫抑制剂治疗期间的麻疹患者。
    ➤ 早期麻疹多为轻型和不典型症状,当麻疹消退在 2～5

个月进入无症状期后,又出现神经系统症状。

> 呈急性或亚急性起病,病程较短,多在发病后数周至数月内死亡。

◇ 亚急性硬化性全脑炎

> 麻疹的远期并发症常在原发麻疹后 2～17 年(平均 7年)发病,属慢性或亚急性进行性脑炎。

> 本病罕见,发病率约 1/100 万～4/100 万。

● 肺炎

◇ 多见于 5 岁以下小儿或体弱、营养不良的成年患者。

◇ 病原体可分为细菌性和病毒性。

● 喉炎

◇ 以 2～3 岁以下小儿多见,继发细菌感染时致喉部组织水肿,分泌物增多,极易引起喉梗阻。

◇ 表现为声嘶、犬吠样咳嗽、呼吸困难、缺氧等。

● 心肌炎、心功能不全

◇ 2 岁以下幼儿易致心肌病变。

◇ 气促、烦躁、面色苍白、发绀,听诊心音低钝、心率快。

优选路径

● 神经系统病变可选择 CT、MRI,脊髓病变推荐使用 MRI检查。

● 肺部炎症可选择 X 线或 CT,推荐使用 X 线进行初筛。

影像要点

　　中枢神经系统

● 急性麻疹脑炎

◇ CT

> 早期头颅 CT 检查表现正常,数周后可出现脑皮质轻度萎缩,以额顶叶为著。

> 局限下丘脑萎缩少见。

◇ MRI

76

- ➢ 早期头颅 MRI 检查表现正常,数周后除脑皮质轻度萎缩外,还可出现脑水肿、脱髓鞘等。
- ➢ 病灶多发生在脑室周围白质、基底节、海马、皮质下(枕叶)及小脑白质,呈点状或片状长 T_1WI 低信号,T_2WI 高信号,FLAIR 呈高信号。
- ➢ DWI 上表现为扩散受限。
- ➢ 增强扫描病灶部分强化。

- 免疫抑制性麻疹脑炎
  - ✧ CT
    - ➢ 基底节区和灰白质交界处的多发斑片状低密度影,增强扫描多无强化或轻度强化。
    - ➢ 晚期皮质萎缩明显或全脑萎缩。
  - ✧ MRI
    - ➢ T_2WI 和 FLAIR 表现为多发片状高信号,边界欠清。
    - ➢ 病灶可累及丘脑和基底节、双侧半卵圆中心、灰白质交界、小脑、脑干和脊髓。
    - ➢ 增强扫描示少数患者脑部病灶强化,大脑两侧病灶多不对称。
    - ➢ 脊髓表现为髓内节段性带状 T_2WI 高信号,增强扫描显示轻度强化。

- 亚急性硬化性全脑炎
  - ✧ CT
    - ➢ 常无特异性。
    - ➢ 脑室旁和皮质、白质内多发斑片状低密度区,增强扫描无强化。
    - ➢ 晚期可出现全脑萎缩。
  - ✧ MRI
    - ➢ 病变位于大脑皮质、皮质下白质、脑室周围白质、胼胝体、基底节、丘脑以及脑干。

> ➤ 以大脑皮质伴皮质下白质、脑室周围白质受累者较常见,白质受累可扩展到胼胝体。
> ➤ 进展缓慢的亚急性硬化性全脑炎可只表现为脑萎缩,个别伴小脑萎缩。
> ➤ 病灶在 DWI 上表现为轻度扩散受限。
> ➤ MRS 表现为 NAA 峰值明显降低,Cho 峰及 mI 峰升高,并可见 Lac 峰。

肺炎

- 儿童麻疹肺炎
  - ✧ 典型的儿童麻疹肺炎以间质性炎症为主。
  - ✧ 主要为肺纹理呈网格样改变,多分布于双肺中下野,伴有小点片状模糊阴影(图 13-1)。

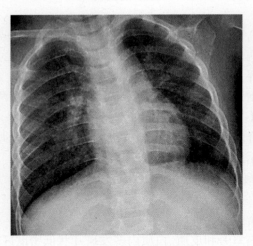

图 13-1　儿童麻疹肺炎
X 线胸片示两肺纹理增粗、模糊,左上肺内
中带小网格影,右下肺门片状模糊影

- 成人麻疹肺炎
  - ✧ 网织型(Ⅰ型)

➢ 肺纹理增多、增粗、模糊,呈网织样结构,以肺野中内带
及下部明显(图 13-2)。

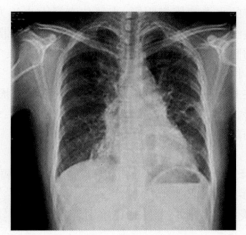

A

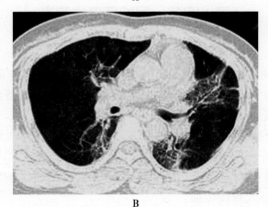

B

图 13-2　成人麻疹肺炎
A. X 线胸片示双侧散在的片状磨玻璃样阴影;
B. 3 天后复查,CT 示两肺多发磨玻璃样密度
影,可见铺路石样改变

➤ 两肺有阻塞性肺气肿改变。

✧ 网织小结型(Ⅱ型)

➤ 在Ⅰ型基础上,两肺广泛网织状阴影,沿两侧肺纹理分布的小点状模糊阴影,小结节直径大小约为 5～8mm,边缘模糊不清;病灶多分布于中下肺野内带。

➤ 两肺有阻塞性肺不张改变。

✧ 网织小结浸润型(Ⅲ型)

➤ 在Ⅱ型基础上,沿两肺纹理分布的小斑片状、片状模糊影,以两下肺内中带为明显。

➤ 病灶大小 1～3cm,呈浸润性改变。

鉴别诊断

- 急性麻疹脑炎需与其他病毒性脑炎、单纯疱疹病毒性脑炎、进行性多灶性白质脑病等鉴别。

- 麻疹肺炎需与其他病毒性肺炎鉴别。

第十四节　尼帕病毒性脑炎

定义

- 尼帕病毒性脑炎(Nipah virus encephalitis)是由尼帕病毒(Nipah virus,NiV)引起的一种病毒性脑炎,为人畜共患传染病。病死率达 40%～70%。

- 主要分布于东南亚的马来西亚、孟加拉国及其周边地区。

流行病学

- 传染源:猪是 NiV 的主要传染源。NiV 也可通过被污染的食物及人-人直接传播。

- 传播途径:病毒可能主要是通过体液或血液传播。

- 易感人群:养猪场或屠宰场的工人是本病的高危人群。

临床要点

- 主要表现为神经系统症状,但约 25% 的患者可伴有呼吸道症状。

- 颈部和腹部肌肉痉挛为特异性症状。
- 潜伏期为 1 ~ 3 周。
- 迟发患者神经系统症状可出现于感染后数年,其间可无症状。
- 急性脑炎感染恢复后数月至 2 年内病变可复发。
- 重症病例可出现败血症、胃肠道出血、肾损害、肺栓塞、心房颤动等并发症。
- 病毒分离培养是诊断尼帕病毒感染最常用、最可靠的方法。

优选路径

- 头颅 CT 和 MRI 平扫及增强扫描是主要的检查方法。
- MRI 敏感性明显优于 CT,是诊断尼帕病毒性脑炎的最佳影像检查方法。FLAIR 序列可以较早显示颅内病变。

影像要点

MRI

- 病毒性脑炎的一般特点。
- 急性期
  - ✧ 多累及脑实质周边区域(皮质下)、基底池周围、脑干、灰白质交界处及脑室周围。
  - ✧ 病灶多发,直径为 2 ~ 7mm,圆形或条状。
  - ✧ T_2WI 及 FLAIR 呈高信号,无水肿。
  - ✧ 增强扫描病变无强化。
- 晚期
  - ✧ 陈旧性出血,FLAIR 序列蛛网膜下腔无高信号改变。
- 复发和迟发性脑炎
  - ✧ 皮质区可出现明显的融合病变。

鉴别诊断

- 单纯疱疹病毒脑炎,流行性乙型脑炎,多发性硬化。

第十五节　脊髓灰质炎

定义

- 脊髓灰质炎（poliomyelitis）是由脊髓灰质炎病毒（poliovirus）引起的急性传染病，主要病变在脊髓前角，小儿多见，故又名"小儿麻痹症"。
- 《中华人民共和国传染病防治法》规定的乙类传染病。

流行病学

- 传染源：人是脊髓灰质炎病毒唯一的自然宿主，隐性感染和轻症瘫痪型患者是该病的主要传染源。
- 传播途径：本病通过粪-口途径传播，日常生活接触是主要传播方式。
- 易感人群：人群普遍易感，感染后获得同型病毒株的持久免疫力。

临床要点

- 潜伏期为 5 ~ 35 天，一般为 9 ~ 12 天。
- 分型
    - ◇ 无症状型：占 90% 以上，仅能从粪便或鼻咽部分泌物中分离出病毒。
    - ◇ 顿挫型：约占 4% ~ 8%，无特异性表现，仅有发热、头痛、咽喉肿痛或食欲减退、恶心、腹痛等消化道症状，一般无神经系统症状。
    - ◇ 无瘫痪型：主要表现为脑膜刺激征，且全身症状较顿挫型严重，但临床表现与其他肠道病毒引起的脑膜炎难以鉴别。
    - ◇ 瘫痪型：本病的典型表现，分为以下 5 期。
        - ➢ 前驱期
            - ◆ 主要表现为上呼吸道感染或消化道症状。

◆ 持续 1 ~ 4 天,如病情不再发展而痊愈,则为顿挫型。

➤ 瘫痪前期

◆ 主要表现为高热,头痛,颈、背及四肢肌肉疼痛,常有颈项强直、脑膜刺激征阳性等中枢神经系统感染的症状和体征。

◆ 小婴儿拒抱,较大患儿可见三角架征、吻膝试验阳性和头下垂征。

◆ 脑脊液检查出细胞-蛋白分离现象。

◆ 若 3 ~ 5 天后退热,症状消失则为无瘫痪型;如病情继续发展,可发生瘫痪。

➤ 瘫痪期

◆ 临床上无法与瘫痪前期截然分开,多在起病后 2 ~ 70 天或第 2 次发热后 1 ~ 2 天出现不对称性弛缓性瘫痪,随发热加重,热退后瘫痪不再进展。

◆ 根据病变部位可分为:脊髓型(最常见,为脊髓前角运动细胞受损,多表现为不对称的单侧下肢弛缓性瘫痪)、延髓型、脑型和混合型。

➤ 恢复期

◆ 多在瘫痪 1 ~ 2 周后,体温降至正常,瘫痪停止进展,病灶处肌肉逐渐恢复功能。

➤ 后遗症期

◆ 神经细胞受损严重,某些肌群功能无法恢复而形成持久性瘫痪。瘫痪 1 ~ 2 年后仍不能恢复则为后遗症。

◆ 长期瘫痪的肢体发生肌肉萎缩、肢体畸形。部分瘫痪型病例在感染后 25 ~ 35 年,原患肢和(或)其他未受累肢体发生新的进行性神经肌肉软弱、肌肉萎缩、疼痛,受累肢体瘫痪加重,称为脊髓灰质炎后综合征。

- 并发症
    - ✧ 最主要的并发症为呼吸系统并发症,多见于延髓型呼吸麻痹患者,可继发吸入性肺炎、肺不张、急性肺水肿等。
    - ✧ 患者长期卧床,导致压疮、氮-钙负平衡,发生骨骼脱钙,甚至高血钙症、尿道结石和肾衰竭。
    - ✧ 腹肌麻痹及肠麻痹引起顽固性便秘,消化系统可见消化道出血、急性胃扩张等。
    - ✧ 尿潴留可导致尿路感染。
- 实验室检查
    - ✧ 血清学检查:发病后未再服用过脊髓灰质炎疫苗的患者,在发病 1 个月内可用酶联免疫吸附试验(ELISA)法检测血液或脑脊液中脊髓灰质炎病毒特异性 IgM 抗体,阳性可帮助早期诊断。恢复期患者血清中特异性 IgG 抗体滴度可较急性期增高 4 倍以上,有诊断意义。
    - ✧ 病毒分离:粪便病毒分离是本病最重要的确诊检查,粪便带病毒可长达 3 ~ 6 周。
    - ✧ 脑脊液检查:瘫痪前期和瘫痪早期可见细胞计数增多,表现为细胞-蛋白分离现象,对诊断有一定参考价值。

优选路径

- X 线:主要用于后遗症所致骨骼改变的检查;也可用于肺部、腹部并发症及尿道结石的检查。
- CT:用于脊髓灰质炎胸部、腹部并发症和后遗症所致骨骼改变的检查。
- MRI:是神经系统病变的最佳检查方法,也可用于后遗症所致骨骼和肌肉改变的检查。

影像要点

中枢神经系统

- MRI

✧ 急性期和亚急性期(发病后 8 周内)在 T₂WI 横断面上表现为前角异常高信号,矢状面 T₂WI 上呈沿脊髓前部的连续带状高信号(图 15-1)。

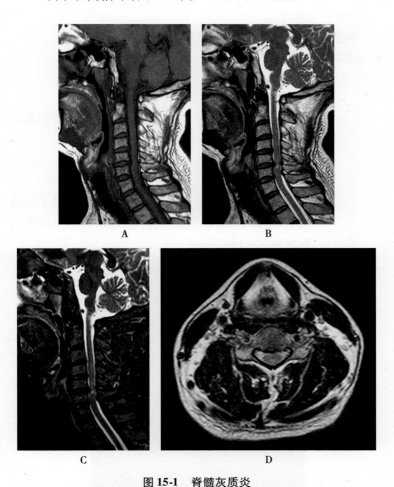

图 15-1　脊髓灰质炎
A ~ D. 颈髓内病变呈斑片样、条状长 T₁ 长 T₂ 信号,压脂像呈斑片样、条状高信号

◇ 晚期表现为 T_2WI 上脊髓异常高信号,甚至出现脊髓萎缩。

◇ 瘫痪型脊髓灰质炎患者晚期可合并脊髓空洞,MRI 表现缺乏特异性。

骨骼系统

- 足部畸形
    - ◇ X 线
        - ➢ 马蹄内翻足
            - ◆ 距骨宽而扁,正位片通过距骨中轴线的延长线远离第 1 跖骨。
            - ◆ 跟骨宽而短,内翻或向上移位。
            - ◆ 舟骨呈楔形。
            - ◆ 前足内翻成马蹄形,足弓凹陷,跖骨靠拢,第 1 跖骨头下垂,跖趾关节半脱位,其下方软组织密度影明显增厚(图 15-2)。

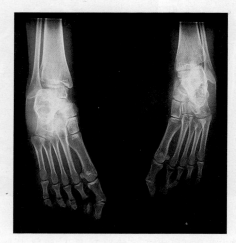

图 15-2 脊髓灰质炎并发马蹄内翻足
X 线示双侧足内翻

- ➤ 弓形足
  - ◆ 足弓凹陷呈弓形,内弓和外弓均缩小。
  - ◆ 舟骨呈尖端向下的楔形,跟骨及距骨形态及位置正常。
  - ◆ 跖骨向跖侧倾斜,形成跖趾关节半脱位,趾骨上仰。
- ➤ 仰趾足
  - ◆ 患者站立或走路时下肢的应力线前移,踝关节侧位片可见立跟,胫跟角和跟距角增大。
  - ◆ 常合并高弓畸形,足部侧位片测量内弓变小、后弓增大。
  - ◆ 可见特征性的胫骨下端前缘骨质缺损和踝穴变浅,距骨滑车的弧度增高及距骨颈背侧的凹陷部加深。
- • 髋关节和膝关节畸形
  - ✧ X 线
    - ➤ 儿童可见股骨头、膝关节的股骨远端及胫骨近端骨骺核的横径、纵径和干骺端横径小于正常。
    - ➤ 骨骺发育受影响,患肢短缩,膝关节两骨端可见多条生长障碍线。
    - ➤ 膝关节可见膝屈曲、膝反屈、膝外翻等。
    - ➤ 髋关节畸形可见骨盆倾斜、髋臼变浅、股骨头脱位、股骨头内收或外展外旋畸形;髂骨翼、耻骨及坐骨发育小、变形,闭孔缩小甚至消失。
    - ➤ 瘫痪型患者后遗期,除肢体畸形外,还可见患肢骨质疏松及肌肉萎缩,表现为骨小梁减少、变细,骨皮质变薄,骨质密度减低,软组织影变薄。
- • 骨质疏松及肌肉萎缩
  - ✧ X 线及 CT
    - ➤ 后遗期患者可见肢体畸形和患肢骨质疏松。
    - ➤ 患肢骨质疏松表现为骨小梁减少、变细,骨皮质变薄,骨质密度减低,长骨骨端的生长障碍线明显,干骺端的骨骺痕迹显示明显白线。

◇ MRI

➤ MRI检查能清晰显示脊髓灰质炎后遗症患者患肢受累骨骼肌的数目和范围,表现为患肢肌肉体积缩小和脂肪替代,其典型表现为非对称性分布。

➤ MRS检查可发现,脊髓灰质炎后遗瘫痪患者骨骼肌细胞内脂质的存在或缺失与瘫痪的严重程度相关。严重瘫痪患者可见细胞内脂质缺失,还可见胆碱、肌酸峰降低或缺失。

呼吸系统

• CT

◇ 对吸入性肺炎伴阻塞性肺气肿、肺不张、病变液化坏死形成的小空洞的显示更有优势。

◇ 对肺水肿小叶间隔均匀增厚、支气管血管束增粗、磨玻璃密度影和气腔实变的特征显示得更加清晰。

鉴别诊断

• 瘫痪型患者需与急性感染性多发性神经干炎、家族性周期性麻痹、假性瘫痪、周围神经炎、其他肠道病毒所致瘫痪相鉴别。

第十六节　狂　犬　病

定义

• 狂犬病(rabies)也称恐水症(hydrophobia),是由狂犬病病毒(rabies virus)引起的以中枢神经系统损伤为主要表现的人畜共患急性传染病。本病以其特有的恐水、恐声、怕风、恐惧不安、咽肌痉挛、进行性瘫痪等为临床特征。

• 《中华人民共和国传染病防治法》规定的乙类传染病。

流行病学

- 传染源:带狂犬病病毒的动物是本病的传染源,我国狂犬病的主要传染源是病犬(80% ~ 90%)。
- 传播途径:病毒主要通过咬伤口进入人体,也可通过其他皮肤损伤或黏膜使人感染。
- 易感人群:人群普遍易感,兽医和动物饲养员尤其易感。

临床要点

狂躁型狂犬病

- 病程一般在 6 天内。
- 前驱期
  - ◇ 类似感冒症状,继而对声、风、光等刺激敏感,咽喉出现紧缩感。
  - ◇ 患者在伤口及其神经支配区有刺痛、麻木、蚁走等异样感觉为狂犬病的特异性症状。
  - ◇ 此期一般持续 1 ~ 4 天。
- 兴奋期
  - ◇ 前驱期过后,患者出现兴奋、恐惧、恐水、怕风、咽肌痉挛、呼吸困难等。
  - ◇ 恐水、怕风是典型症状。
  - ◇ 可伴高热及交感神经亢进表现,神志多清醒。
  - ◇ 此期一般持续 1 ~ 3 天。
- 麻痹期(昏迷期或死亡期)
  - ◇ 持续兴奋后,患者出现全身弛缓性瘫痪,迅速昏迷,最终因呼吸、循环和全身脏器衰竭死亡。
  - ◇ 此期持续 6 ~ 18 小时。

麻痹型狂犬病

- 此型可持续 10 天。
- 以麻痹症状为主,无恐水、怕风等症状,多在前驱期后出现肌肉瘫痪、共济失调等,最终死于呼吸肌麻痹和延髓麻痹(球麻痹)。

并发症

- 呼吸系统:支气管炎、肺炎、气胸、纵隔气肿等,或可累及中枢致中枢性呼吸衰竭。
- 心血管系统:各种心律失常,最终因心力衰竭死亡。
- 消化系统:消化道出血,可能表现为应激性溃疡、Mallory-Weiss 综合征。
- 泌尿系统:突发急性肾衰竭,部分累及下丘脑致抗利尿激素分泌异常。
- 神经系统:脑水肿或内部脑积水致颅内压升高。

确诊依据

- 从脑组织、唾液、脑脊液、角膜、冷冻皮肤切片检测到抗原、RNA 或分离出病毒均可确诊。
- 免疫荧光法检测动物或死者脑组织的内基小体,阳性率可达 70% ~ 80%,具确诊意义。

优选路径

- MRI 检查对狂犬病脑部病变具有重要诊断价值,且 MRI 信号强度变化与病变进展阶段有关,有助于临床诊断评估。

影像要点

CT

- 无特异性。
- 基底节、脑室周围白质、海马、脑干多发低密度病灶。
- 增强扫描病灶无强化。

MRI

- 可无异常表现。
- 病变多位于基底节、脑干、海马、丘脑,也可累及垂体、皮质下及深部白质、脊髓及神经根。
- 病灶在 T_1WI 呈低信号,T_2WI 呈稍高信号,边界不清,多对称分布,增强扫描病灶多无强化(图 16-1)。

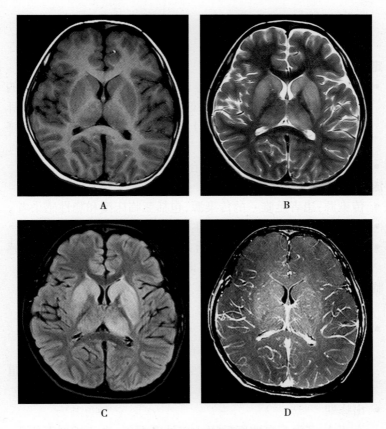

图 16-1 狂犬病脑炎

A ~ C. MRI 示双侧丘脑、基底节区片状稍长 T_1 稍长 T_2 信号影,双侧病灶基本对称,FLAIR 呈高信号;D. 增强扫描病灶轻度强化,强化小血管增多

鉴别诊断

- 病毒性脑炎,急性播散性脑脊髓炎,吉兰-巴雷综合征。

第十七节　风　　疹

定义

- 风疹(rubella)是由风疹病毒(rubella virus,RV)感染引起的急性呼吸道传染病,后天感染表现为发热、红色斑丘疹和耳后、枕后淋巴结肿大等轻度上呼吸道炎症表现,妊娠早期感染可导致胎儿畸形或死胎。
- 《中华人民共和国传染病防治法》规定的丙类传染病。

流行病学

- 传染源:患者是唯一的传染源,包括亚临床型和隐性感染者。
- 传播途径:空气飞沫传播是主要的传播途径。
- 易感人群:人群普遍易感,胎儿期和 6 月龄以上人群的易感性高。易患年龄为 1～9 岁,发病年龄以 1～5 岁多见。

临床要点

　获得性风疹

- 前驱期
  - ◇ 儿童不明显,最早出现皮疹。
  - ◇ 青少年和成年人出现发热、头痛、咳嗽、流涕等上呼吸道症状。
- 出疹期
  - ◇ 皮疹多为充血性斑丘疹。初见于面部,迅速扩展至躯干、四肢,1 天内布满全身,手掌、足底大都无疹。
  - ◇ 耳后、枕部、颈后淋巴结肿大。
  - ◇ 较大儿童及成年人患病常无皮疹症状。
- 确诊需进行特异性实验室检查。

　先天性风疹综合征

- 先天性风疹综合征
  - ◇ 主要表现为"三联"征,即先天性眼部疾患(白内障、视网

膜病、青光眼）、耳聋（听觉中枢无知觉）和先天性心脏缺
损（动脉导管开放或闭锁不全等）。
- 特异性 IgM 抗体阳性可确诊。
- 先天性心脏病的诊断需结合临床表现和影像学表现综合
  判断。

风疹并发症

- 脑炎
  ◇ 头痛、嗜睡、颈项强直、肢体瘫痪。
  ◇ 确诊需结合临床表现、脑脊液及影像学检查等。
- 心肌炎
  ◇ 胸闷、心悸、头晕。
- 关节炎
  ◇ 关节疼痛、僵硬，活动受限，关节"纺锤"状肿胀。
  ◇ 诊断需依据临床表现及典型的影像学表现。

优选路径

- 超声检查可用于筛查胎儿中枢神经系统畸形。
- X 线是小儿先天性心脏病及风疹性关节炎最基本的检查
  方法。
- CT 是先天性心脏病及风疹病毒性脑炎较理想的检查方法。
- MRI 是胎儿神经系统畸形及脑炎的最佳影像学检查方法。

影像要点

风疹病毒性脑炎

- CT
  ◇ 脑皮质及基底节、室管膜结节状、条状及点状钙化（图 17-1）。
  ◇ 小脑皮质萎缩。
  ◇ 脑沟、脑池增宽，脑室扩张。
- MRI
  ◇ 双侧白质多发线状、斑点状 T_1WI 低信号，T_2WI 高信号，
  多位于额叶和顶叶白质。

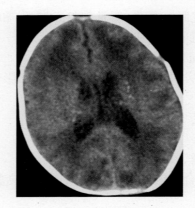

图 17-1　风疹病毒性脑炎
CT 平扫示双侧额叶、顶叶片状
低密度影,边缘模糊,双侧侧脑
室稍扩大,侧脑室体部旁见多发
点状钙化

◇ 脑室扩张。

先天性心脏病

- 房间隔缺损
    ◇ 超声心动图
        ➤ "过隔血流",即左心房血流进入右心房。
    ◇ X 线
        ➤ 肺门动脉增宽,主动脉结小,肺动脉段凸出。
        ➤ 典型心脏呈"二尖瓣"形或"梨"形。
        ➤ 右心增大,以右心房增大为主。
    ◇ CT 和 MRI
        ➤ 房间隔连续性中断。
        ➤ 间接征象:右心房、右心室增大,肺动脉扩张。
- 动脉导管未闭
    ◇ 超声心动图

➢ 起自主动脉经动脉导管进入肺动脉的异常血流。

✧ X 线

➢ 左心室增大,主动脉结增大。

✧ CT 和 MRI

➢ 连接于降主动脉上端和左肺动脉起始部之间的高密度血管影或低信号流空血管影。

➢ 间接征象:左心增大,肺动脉扩张,升主动脉扩张。

- 法洛四联症

✧ 超声心动图

➢ 左、右心室血流均进入主动脉。

➢ 心室水平见双向分流,舒张期左向右;收缩期分流方向取决于双心室压力差。

➢ 右心室流出道狭窄或肺动脉狭窄,肺动脉瓣口处可见高速湍流频谱,CDFI 呈五彩镶嵌色。

✧ X 线

➢ 肺血少,肺动脉段凹陷,右心室增大,主动脉影增宽。

➢ 典型心影呈"靴型"。

✧ CT

➢ 右心室壁明显肥厚。

➢ 升主动脉扩张、前移,并骑跨于室间隔之上。

➢ 矢状面显示增大前移的主动脉、狭小的肺动脉环、漏斗部狭窄和室间隔缺损。

风疹性骨关节炎

- X 线

✧ 软组织肿胀。

✧ 重者指间关节、腕关节面破坏不光整,关节间隙狭窄。

✧ 骨小梁自干骺端纵向拉长且变粗糙。

鉴别诊断

- 风疹病毒性脑炎需与先天性脑弓形虫病、结节性硬化、甲状旁腺功能减低、巨细胞病毒性脑炎相鉴别。

- 风疹性关节炎需与风湿性关节炎、化脓性关节炎、类风湿关节炎相鉴别。

第十八节　水痘和带状疱疹

定义

- 水痘（varicella，chickenpox）和带状疱疹（herpes zoster）均系由水痘-带状疱疹病毒（varicella zoster virus，VZV）感染引起的疱疹性损害。
- 水痘为原发感染，多见于儿童，具有高度传染性，临床特征是分批出现的皮肤黏膜斑疹、丘疹、疱疹及结痂，疱疹多为全身性分布，全身症状轻微。
- 带状疱疹是潜伏于感觉神经节的 VZV 再激活后发生的皮肤感染，以沿身体一侧周围神经出现呈带状分布的、成簇出现的疱疹为特征，常伴有较严重的疼痛，多见于成人。

流行病学

- 传染源：患者为主要传染源，自水痘出疹前 1~2 天至皮疹干燥结痂时均有传染性。
- 传播途径：主要通过飞沫和直接接触传播。
- 易感人群：人群普遍易感，但学龄前儿童发病最多。

临床要点

典型水痘

- 潜伏期
  - ◇ 一般为 10~21 天，多为 14~17 天。
- 前驱期
  - ◇ 婴幼儿常无前驱症状。
  - ◇ 年长儿或成人可有发热、头痛、全身不适、食欲减退及上呼吸道症状。

- 出疹期
  - ◇ 皮疹呈向心性分布,分批出现,斑丘疱(疹)痂"四代同堂"。
  - ◇ 皮疹首先见于躯干和头部,继之延及面部及四肢。
  - ◇ 初为红色斑疹,数小时后变为丘疹并发展成疱疹。

  带状疱疹

- 发疹前 2～5 天有发热、局部皮肤瘙痒、感觉过敏、针刺感或灼痛等前驱症状。
- 皮疹先为红斑,数小时发展为丘疹,继而变成水疱。
- 带状疱疹可发生于任何感觉神经分布区,但以脊神经胸段最常见。
- 皮损多局限于身体一侧,很少超过躯干中线。

  并发症

- 水痘肺炎
  - ◇ 咳嗽、胸痛、高热、呼吸困难,甚至咯血。
  - ◇ 随着水痘皮疹的消退,肺部症状也逐渐好转。
- 水痘脑炎
  - ◇ 由 VZV 直接侵犯脑组织所引起,常在出疹高峰期发病,儿童多于成人。
  - ◇ 临床特征和脑脊液检查特点与其他病毒性脑炎相似。

优选路径

- X 线及 CT:主要用于水痘肺炎的诊断与鉴别诊断。
- MRI:主要用于水痘脑炎的诊断与鉴别诊断。

影像要点

  水痘脑炎

- CT
  - ◇ 基底节区、丘脑及小脑斑片状低密度区,占位效应明显。
  - ◇ 轻度强化。
- MRI

◇ 基底节区、丘脑及小脑斑片状 T_1WI 低信号,T_2WI 高信号,DWI 呈高信号(图 18-1)。

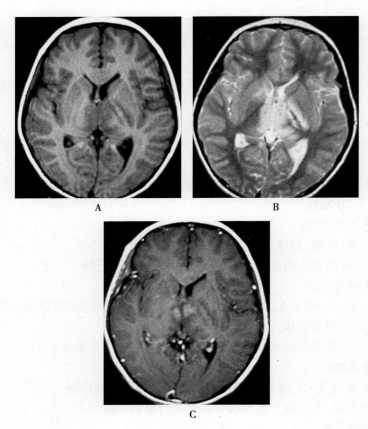

A   B

C

图 18-1 水痘脑炎

A、B. MRI 示双侧丘脑、基底节区多发斑片状、条状 T_1WI 低信号、T_2WI 高信号,右侧脑室前角受压;C. 增强扫描部分病灶轻度强化

◇ 占位效应明显。

◇ 轻度强化。

水痘肺炎

- X 线、CT
  - ✧ 双肺间质性肺炎表现伴弥漫性结节。
  - ✧ 双肺内中带肺纹理增多、紊乱,双肺下野短、细条状并相互交织成网状的密度增高影。
  - ✧ 弥漫性结节以中下肺野内中带明显,结节大小不等,边界不清,肺尖部多数正常。
  - ✧ 间质性肺炎并肺泡炎时表现为双肺间质性炎变,以内中带中下肺野明显,散在分布斑片影或大片状阴影,密度均匀,边界模糊。

重症水痘合并肺出血

- X 线
  - ✧ 双侧肺野多发片絮状影。
  - ✧ 病变多沿肺纹理周围分布,似支气管炎、肺炎改变,自肺门周围向外扩散者似肺水肿。
  - ✧ 肺野透光度减低。
- CT
  - ✧ 少量出血,范围较局限,表现为肺腺泡密度增高影及小叶中心或全小叶磨玻璃样阴影,以小叶间隔为界。
  - ✧ 大量出血,范围较广,表现为斑片状、大片状的云絮样改变,弥漫性磨玻璃样阴影。
  - ✧ 病变吸收快,可完全吸收(图 18-2)。

鉴别诊断

- 水痘肺炎:儿童病毒性肺炎,水痘继发细菌性肺炎。
- 水痘脑炎:麻疹脑炎等病毒感染性脑炎。

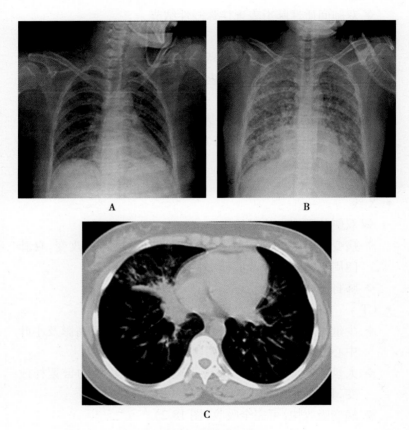

图 18-2　水痘肺炎、肺出血
A. X 线胸片示双下肺可见斑片状模糊影；B. 治疗 1 天后复查，双肺弥漫分布团片影，病变范围较前明显增大，双侧肺门影增大；C. CT 示右肺中叶、左肺上叶下舌段及双肺下叶基底段多发斑片状影，边界模糊

第十九节　病毒性肝炎

定义

- 病毒性肝炎(viral hepatitis)是由多种肝炎病毒引起的以肝脏炎症和坏死病变为主的一组全身传染性疾病,主要通过粪-口、血液或体液传播。
- 目前已明确的病原有甲型、乙型、丙型、丁型和戊型 5 类肝炎病毒。
- 《中华人民共和国传染病防治法》规定的乙类传染病。

流行病学

- 传染源:甲型病毒性肝炎传染源为患者和隐性感染者;其他类型病毒性肝炎传染源为急、慢性肝炎患者,亚临床患者和病毒携带者。
- 传播途径:甲型和戊型肝炎病毒主要经粪-口途径传播,乙型肝炎病毒主要经血液和母婴传播,丙型和丁型肝炎病毒主要经血液传播。
- 易感人群:甲型病毒性肝炎好发年龄为 10~39 岁,多以青年为主。凡未感染过乙型病毒性肝炎也未进行过乙型病毒性肝炎免疫者对乙型肝炎病毒均易感。人群对丙型和戊型肝炎病毒普遍易感。

临床要点

- 急性肝炎
  - 起病较急,常有畏寒、发热、乏力、食欲减退、恶心、呕吐等急性感染症状。
  - 肝大,质偏软。
  - 实验室检查:谷丙转氨酶(ALT)显著升高,黄疸型肝炎血清胆红素>17.1μmol/L,尿胆红素阳性。
  - 黄疸型肝炎可分为黄疸前期、黄疸期、恢复期 3 期,病程不超过 6 个月。

- 慢性肝炎
  ◇ 病程超过半年或发病日期不明确。
  ◇ 常有乏力、厌油、肝区不适等症状。
  ◇ 可有肝病面容、肝掌、蜘蛛痣、胸前毛细血管扩张、肝大且质偏硬、脾大等体征。
  ◇ 根据病情轻重、实验室指标改变等综合评定轻、中、重 3 度。

- 重型肝炎(肝衰竭)
  ◇ 急性肝衰竭:急性黄疸型肝炎病情迅速恶化,2 周内出现Ⅱ度以上肝性脑病或其他重型肝炎表现。
  ◇ 亚急性肝衰竭:起病 15 天至 26 周出现上述表现为亚急性肝衰竭。
  ◇ 慢加急性(亚急性)肝衰竭:在慢性肝病基础上出现的急性肝功能失代偿。
  ◇ 慢性肝衰竭:在慢性肝炎或肝硬化基础上出现的重型肝炎。

- 肝炎后肝硬化
  ◇ 乏力、腹胀、尿少、肝掌、蜘蛛痣、脾大、腹水、胃底-食管下段静脉曲张、白蛋白水平下降、白蛋白/球蛋白(A/G)倒置等肝功能受损和门静脉高压表现。

- 并发症
  ◇ 急性病毒性肝炎并发症较少,比较常见的是胆囊炎改变。
  ◇ 慢性病毒性肝炎可出现多器官损伤,并可发展为肝硬化及肝细胞癌。
  ◇ 肝衰竭可发生肝性脑病、肝肾综合征、继发感染等并发症。

优选路径

- 超声:能动态观察肝、脾形态、大小、血管分布情况,以及胆囊大小和形态、胆囊壁厚度;探测有无腹水、肝硬化,显示肝门部及后腹膜淋巴结是否肿大等。

- CT、MRI 与超声相同,能观察肝、胆、脾的整体形态,与超声诊断价值相仿。
- PET/CT 通常不用作肝炎的诊断。

影像要点

病毒性肝炎

- 急性病毒性肝炎
  - ◇ 超声
    - ➤ 肝脏体积轻度增大,肝脏回声普遍增强、致密且增粗,分布均匀。
    - ➤ 胆囊壁增厚,多数呈双边样改变,胆囊充盈欠佳,体积缩小,胆囊腔内见异常淤积性回声点,较多时可充满胆囊腔内,呈实性表现。
    - ➤ 脾脏轻度增大,该征象随着病情的好转恢复正常。
    - ➤ 肝门区可见肿大的淋巴结。
  - ◇ CT
    - ➤ 肝脏增大:肝脏弥漫性增大,各叶比例失调(图 19-1)。
    - ➤ 肝脏密度减低:CT 平扫显示肝实质密度弥漫性减低,密度均匀或不均匀。急性重型肝炎时肝脏密度明显不均匀,可见多发不规则片状低密度影,边缘不清,位置不固定,与正常肝实质交错而呈"地图"样改变。
    - ➤ 增强扫描:动脉期肝实质无明显异常强化,静脉期肝脏外周明显强化,内侧强化较弱,或按叶段分布强化不均,强化速度减慢,平衡期强化趋于均匀,但肝脏整体强化程度明显减弱。
    - ➤ 腹部淋巴结肿大、增多:淋巴结肿大主要分布于门腔间隙、肝门、十二指肠韧带周围、腹主动脉周围。
    - ➤ 腹腔积液:少量积液至大量积液不等,主要分布于肝

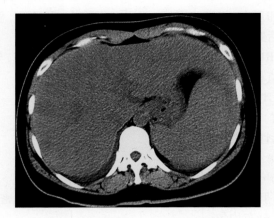

图 19-1　急性病毒性肝炎、胸腔积液
CT 平扫示肝脏增大,密度不均匀减低,右侧胸腔
少量液体密度影

周、脾周、网膜囊和双侧结肠旁沟。

➢ 胆囊增大,长径>5cm;胆囊壁水肿,表现为胆囊壁与胆
囊窝及周围肝脏界限模糊或出现低密度环。

➢ 其他:脾脏中度增大,肝内胆管轻度扩张。

◇ MRI

➢ 表现与 CT 类似(图 19-2)。

● 慢性病毒性肝炎

◇ 超声

➢ 轻度:肝、脾无增大或仅肝脏轻度增大,肝内回声增多,
肝静脉走行清晰。

➢ 中度:肝、脾脏轻度增大,肝内回声增多,分布欠均匀,
肝静脉走行多清晰,门、脾静脉内径无增宽。CDFI 显
示门脉血流流速下降。

➢ 重度:肝表面欠光滑,边缘变钝;肝内回声明显增粗,分
布不均匀;肝静脉走行欠清晰或轻度狭窄、扭曲;门、脾

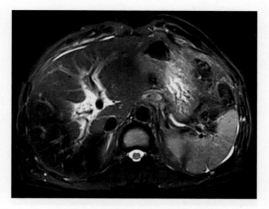

图 19-2 急性病毒性肝炎、腹水
MRI T$_2$WI 示肝脏体积增大,信号不均匀,肝内
门脉系统周围可见水肿带,肝脾周围可见条状
高信号影

静脉内径增宽(门静脉内径>1.2cm,脾静脉内径>
0.8cm);脾增大(脾脏厚度>4.5cm)。胆囊可见"双
边"征。CDFI 显示门脉血流流速下降。

◇ CT

➢ 肝脏外形不光整、实质密度不均匀。

➢ 脾脏增大。

➢ 胆囊壁增厚、胆囊结石、胆囊窝水肿积液。

➢ 腹腔及腹膜后淋巴结肿大、增多。

➢ 门静脉高压后侧支循环建立;四者之间仅存在程度上
的差异。

➢ 增强扫描肝实质明显不均匀强化,可见弥漫性斑点状
低密度影,延迟期显示更为显著。肝脏血管周围出现
"晕环"征(图 19-3)。

◇ MRI

➢ 肝内弥漫性或局灶性信号增高,门脉周围水肿及肝门

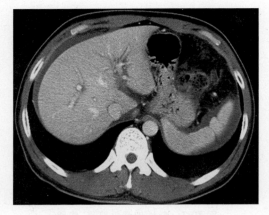

图 19-3　慢性病毒性肝炎、腹水
CT 增强扫描示门静脉期肝血管周围"晕环"征,
肝脾周围环绕少量液体密度影

区淋巴结增大等征象。

➤ 肝内活动性炎症在 T_2WI 脂肪抑制像上可出现斑片状
稍高信号。

➤ 门静脉周围水肿在 T_2WI 上显示为平行于门脉血管的
线状高信号影。

➤ 门脉周围存在淋巴结,见于大多数的慢性丙型病毒性
肝炎病例。

➤ 胆囊壁增厚水肿成双层现象;外膜层的疏松结缔组织
明显水肿,T_2Wl 呈高信号;黏膜和肌层增厚不明显,胆
囊腔缩小甚至消失。

➤ MR 增强:肝内早期斑片状强化提示当前或最近肝细
胞损害,后期肝内线状强化提示肝纤维化的存在。慢
性肝炎延迟期肝实质强化程度随肝功能下降逐渐
增加。

➤ DWI 肝脏的 ADC 值可反映慢性肝炎患者肝纤维化严

重程度,ADC 值随慢性肝炎患者肝纤维化严重程度的增加而降低。

➤ MRS 对测定肝炎、肝纤维化及肝硬化较为敏感,与慢性肝炎肝纤维化的组织学分期一致。

● 肝硬化

◇ 超声

➤ 肝脏体积缩小,肝表面明显凹凸不平,呈锯齿状。

➤ 肝实质回声增粗、增强,呈结节状,不均匀(图 19-4)。

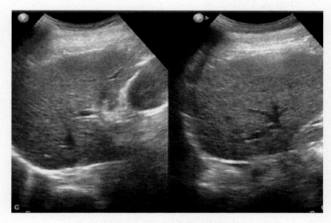

图 19-4 肝炎后肝硬化
超声示肝实质回声增粗、增强,呈结节状,不均匀,肝静脉变细、僵直

➤ 肝静脉变细、扭曲、僵直。

➤ 脾增大,门、脾静脉内径增宽,腹腔内可见积液。

➤ 胆囊可见"双边"征。

➤ CDFI 显示门脉血流流速下降。

◇ X 线

➤ 胃肠道钡餐造影可显示胃底、食管静脉曲张。

➤ 动脉造影可见肝动脉分支变小、变少、扭曲;脾、门静脉扩张。

◇ DSA

  ➤ 门静脉造影可显示门静脉内有无血栓,以及侧支循环开放、扩张和迂曲的情况。

  ➤ 选择性肝动脉造影可显示肝动脉及其分支扭曲呈螺旋状。

  ➤ 偶可见门静脉和肝动脉之间短路。

◇ CT

  ➤ 肝脏大小的改变

    ◆ 中晚期肝硬化可出现肝叶增大和萎缩。

    ◆ 肝炎后肝硬化最常见右叶、左内叶萎缩伴尾叶及左外叶增大。

    ◆ 肝左外叶常增大呈"鹰嘴"状。

    ◆ 尾叶增大是肝硬化特征改变,尾叶与肝右叶的横径比>0.65时高度提示肝硬化。

  ➤ 肝脏形态轮廓的改变

    ◆ 肝脏表面高低不平呈分叶状或波浪状改变(图19-5)。

  ➤ 肝密度的改变

    ◆ 轻度到中度肝硬化密度无明显改变。

    ◆ 重度肝硬化常伴有脂肪浸润,整个肝脏密度下降且密度不均匀。

    ◆ 平扫时可见肝实质内弥漫分布的高密度影和低密度区域相间,纤维化表现为斑驳状、桥带状、条网状低密度影围绕再生结节;也有表现为汇管区纤维化、呈楔形低密度区,沿肝门放射分布,甚至可伴有相应肝叶的萎缩及肝包膜凹陷。

    ◆ CT增强扫描显示肝脏密度不均匀甚于平扫表现,也可能趋于均匀。

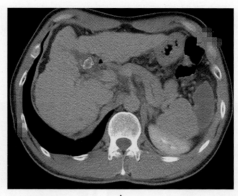

A

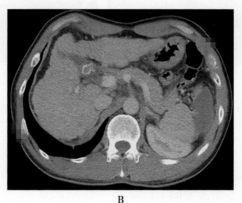

B

图 19-5　肝炎后肝硬化
CT 增强示肝脏表面凹凸不平,脾局部无强
化,为梗死灶。同时伴胆囊结石,肝左叶
增大

➢ 再生结节:详见 MRI 表现(肝硬化结节)。

➢ 肝裂增宽,胆囊窝扩大。

➢ 继发性改变。

◆ 门静脉高压:门静脉主干增粗,主干内径>13mm。
肝内门静脉血管粗细不均,门静脉主干、左右分支及脾静脉明显增粗,段以下分支突然变细、变小。CTA 显示血管级别少,血管走行僵直或扭曲,血管边缘毛糙,分叉角开大,可呈枯树状。

◆ 脾增大(图 19-6)。

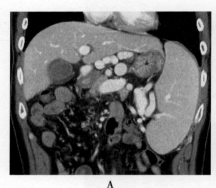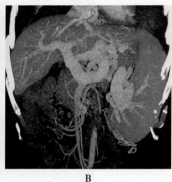

A   B

图 19-6   肝硬化、脾大、侧支循环形成
A. 冠状面 CT 示食管胃底静脉曲张,脾肾分流,脾大,胆囊周围积液;B. MIP 示门静脉增宽、迂曲,脾大

◆ 腹水。

✧ MRI

➢ 形态学改变同 CT。

➢ MRI 增强

◆ Gd-DTPA 增强后 MR 信号出现延迟线形强化和肝小叶纤维化间隔的延迟强化。

◆ 超顺磁性氧化铁(superparamagnetic iron oxide,SPIO)增强显示肝实质信号明显下降,肝纤维化的纤维间隔不吸收 SPIO 而表现为明显的环形或网格状高信号(图 19-7)。

➢ 肝实质信号异常

◆ 弥漫性纤维化 T_2WI 呈境界不清的斑片状、薄带状、

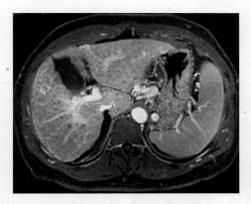

图 19-7　肝炎后肝硬化
MRI 示肝硬化结节,伴肝内网格状改变

再生结节周围的厚桥状及血管周围套袖状高信号。
T_1WI 可呈低信号,增强扫描轻度强化。

◆ 约 15% 的晚期肝硬化可见融合性纤维化灶,呈楔形
或带状,多位于肝Ⅳ、Ⅴ及Ⅷ段。融合性肝硬化的
特征为 T_1WI 低信号与 T_2WI 高信号;Gd 对比增强
扫描典型表现为早期低信号,延迟扫描为等或高信
号,少数增强早期有强化;SPIO 增强扫描病变呈楔
形高信号,内见代表残留肝实质的低信号。

➢ 肝硬化结节

◆ 再生结节

■ CT:平扫多数再生结节(regenerative nodule,RN)
呈等密度,含铁和(或)糖原的 RN 可呈略高密
度,周围的纤维间隔呈条状或点状低密度影。
RN 以门静脉供血为主,动态增强后动脉期多无
强化,门静脉期为等密度。

■ MRI:RN 在 T_1WI 及 T_2WI 上多呈等信号,有时
亦可在 T_1WI 上呈高信号,T_2WI 呈低信号(图

19-8）。铁沉积的 RN 在 T_1WI 和 T_2WI 上为低信号。铜或脂肪沉积时，T_1WI 上 RN 可为高信号，反相位上信号可下降。

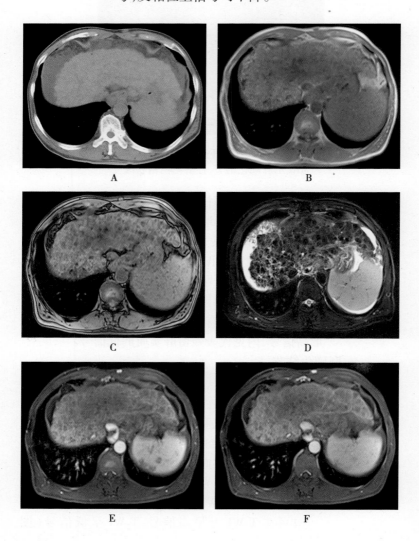

A   B

C   D

E   F

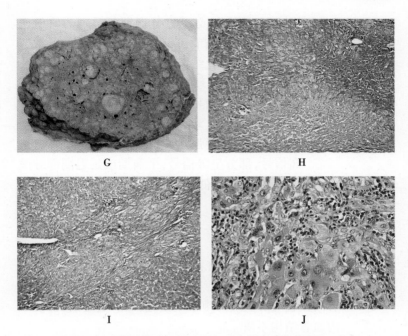

图 19-8 肝硬化、再生结节形成、脾大、侧支循环形成、腹水

A. CT 平扫示肝脏体积缩小,边缘呈波浪状,肝实质密度不均匀,可见多发略高密度结节影及点状低密度影。肝周环绕液体密度影;B ~ C. MRI T_1WI 同反相位示肝内多发高信号和低信号结节,大小不一。脾脏增厚;D. T_2WI 示上述病灶为低信号,边界清晰,肝实质呈网格状。肝周和脾周环绕高信号;E、F. 增强扫描,门脉期及平衡期可见肝内多发低信号,考虑为 RN。脐静脉开放;G. 病理:肝脏大体标本示肝脏切面可见大小不等淡黄色的结节;H. 镜下,桥接坏死(HE ×10);I. 坏死的肝细胞(灰色)和无坏死的肝细胞(红色)(马宋染色 ×10);J. 肝细胞坏死,纤维化(HE ×20)

◆ 不典型增生结节

■ CT:平扫不典型增生结节(dysplastic nodule, DN)常呈等密度。含铁质较多的 DN,平扫为高密度;含脂质较多者,平扫呈低密度。动态增强 CT 的各期,DN 可呈等密度,或动脉期呈等密度,而门静脉期或(和)延迟期仅呈现为略低密度。部分强化结节还可表现为较大低密度结节中有较小的强化结节,称之为"结中结"。

- MRI：T_1WI 高信号,T_2WI 等或低信号。T_1WI 上也可为等或低信号,结节内发生梗死时 T_2WI 可表现为高信号。动态增强 T_1WI 的动脉期常不能显示 DN 有所强化。门静脉期时 DN 强化呈高信号,部分呈等信号;平衡期或延迟期部分呈等信号,部分呈低信号。

并发症

- 肝炎后脂肪肝
  - ◇ 超声
    - ➢ 肝脏体积增大,肝实质表现为"光亮肝"。
    - ➢ 肝轮廓不清,变圆钝。
    - ➢ 肝内血管与肝实质回声水平接近,回声反差消失,使肝内血管结构不清。
  - ◇ CT
    - ➢ CT 值低于 40Hu 或与脾脏差值<−10Hu 作为肝脏脂肪沉积的 CT 诊断标准,即在平扫图像上表现为肝脏较脾脏密度更低。
    - ➢ 肝内血管影显示不清,严重者肝内血管影为相对高密度影。
    - ➢ 增强扫描对判别是否存在脂肪肝意义不大。严重的脂肪肝表现为强化值减低,强化速度减慢。
  - ◇ MRI
    - ➢ T_1WI 和 T_2WI 上信号增加。
    - ➢ MRI T_1-dual 化学位移成像结果来观察局部及弥漫性肝内脂肪浸润程度。在反向位图上可以清楚地看到,器官周围有水脂对消的黑墨水线样光滑界限,而且往

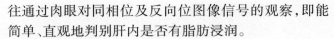

往通过肉眼对同相位及反向位图像信号的观察,即能简单、直观地判别肝内是否有脂肪浸润。

- 肝病性胆囊改变
  - ✧ 超声
    - ➢ 急性肝损害时胆囊的形态分为 4 型。
      - ◆ Ⅰ型(正常型),胆囊壁厚<3mm。
      - ◆ Ⅱ型(毛糙型),胆囊壁厚 3 ~ 6mm。
      - ◆ Ⅲ型(增厚型),胆囊壁增厚>6mm,壁内有层次形成,呈"双边"征。
      - ◆ Ⅳ型(实质型),胆囊内腔消失,有碎屑形成,呈团块状强回声光团。
    - ➢ 慢性病毒性肝炎其胆囊改变主要表现为胆囊壁的不光滑、毛糙、增厚、"双边"征等改变。
  - ✧ CT
    - ➢ 胆囊壁均匀性增厚,轮廓清晰,与周围组织结构多无粘连。
    - ➢ 慢性肝炎患者还可出现胆囊壁水肿和胆囊周围的局限性积液。
    - ➢ 增强扫描胆囊强化时间延缓、强化程度下降。
  - ✧ MRI
    - ➢ 肝病性胆囊改变基本 MRI 表现与 CT 一致。
    - ➢ 胆囊壁增厚(壁厚常<3mm)、水肿,胆囊周围的局限性积液表现为 T_1WI 低信号、T_2WI 高信号。
- 脑炎
  - ✧ CT
    - ➢ 缺乏特异性。
    - ➢ 脑实质内不规则低密度灶。
  - ✧ MRI
    - ➢ 多发或单发病灶,多位于双侧大脑半球额、顶、颞叶及基底节-丘脑区,可对称分布或不规则。

> 病变侵犯以灰质为主,主要位于皮质。

> 急性脱髓鞘性脑炎病灶则主要位于皮质下及侧脑室周围白质。

> T_1WI 上呈低信号,T_2WI 上呈高信号。DWI 上呈等信号或稍高信号,病变早期 ADC 值往往有所下降,随着病程进展 ADC 值较正常白质明显升高。

- 肝性脑病
  - ◇ MRI
    > T_1WI 双侧苍白球、中脑红核周围、腺垂体等部位出现异常的高信号,且苍白球的信号强度与锰浓度呈正相关。
    > T_2WI 上病灶呈等信号(图 19-9)。

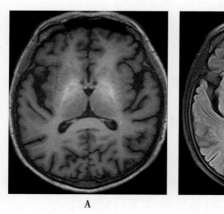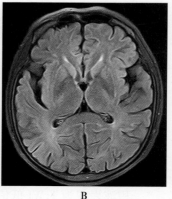

图 19-9 肝性脑病
A. MRI T_1WI 示双侧内囊后肢呈高信号;B. T_2WI FLAIR 呈略低信号

> T_2WI FLAIR 序列可见大脑半球白质双侧对侧性高信号,病变呈对称分布。

> PWI 表现为基底节区灌注量增加,皮质灌注量降低。

> MRS 表现为谷氨酸(Glu)或谷氨酰胺(Gln)增加,肌醇
> (mI)与 Cho 减少。

- 肝衰竭
  - ◇ CT
    - > 大块状肝细胞坏死表现为"地图"样分布的低密度,增
      强后坏死区明显强化并高于周围的肝组织。
    - > 坏死后的结节样再生表现为稍高密度,增强后中等强
      化,强化程度低于坏死区域密度(图 19-10)。

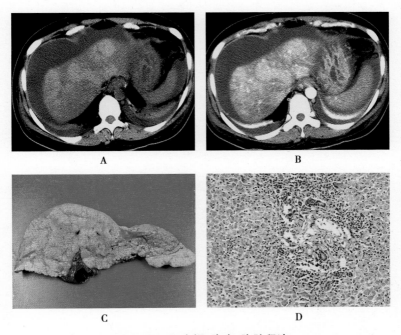

图 19-10　肝衰竭、腹水、胸腔积液
A. CT 平扫示肝内可见大块状稍高密度区,肝脾周围环绕液体密
度影,双侧胸腔可见弧形液体密度影;B. 增强扫描动脉期稍高密
度区强化明显;C. 对照病理结果,强化区为肝细胞结节样再生;
D. 镜下可见细胞大片坏死

117

> 病灶分布上,肝细胞大块状坏死多位于肝脏中央部,结节样再生多出现在肝脏外周区域。
> 肝脏体积缩小、门静脉增粗、肝静脉狭窄等。

鉴别诊断

- 药物性肝损害,急性酒精性肝炎,自身免疫性肝炎,弥漫性脂肪肝,肝豆状核变性。

第二章　细菌感染性疾病

第二十节　炭　　疽

定义

- 炭疽(anthrax)是炭疽杆菌(*Bacillus anthracis*)引起的人畜共患急性传染病,是因食草动物接触土生芽胞感染所导致的疾病。主要引起皮肤溃疡、焦痂、周围广泛组织水肿及毒血症,也可引起肠炭疽、肺炭疽或脑膜炭疽,均可并发败血症。
- 《中华人民共和国传染病防治法》规定的乙类传染病。

流行病学

- 传染源:患病的食草动物。
- 传播途径:接触感染,直接接触病畜及其皮毛或吸入、食入含有炭疽芽胞的物质。
- 易感人群:人群普遍易感,因职业等因素接触病畜及其分泌物等机会多者感染概率高。

临床要点

皮肤炭疽

- 多发生于暴露的皮肤如面、颈、肩、手等初发部位,常伴有中等发热(38~39℃)、头痛与全身不适症状。
- 患处局部呈现广泛渗出性病变,大块水肿,继而大片坏死,少数病例可沿淋巴管扩散,引起局部淋巴结炎,侵入血流引起败血症。

肺炭疽

- 少数人会患肺炭疽,临床上亦较难诊断。
- 最初症状通常与感冒症状相似,2~4 天后症状加重,出现高热、咳嗽加重、痰呈血性,同时伴胸痛、呼吸困难、发绀和大汗,患者通常在 24 小时内死亡,导致此高死亡率的部分原因是诊断困难。

肠炭疽

- 口咽型
  - ◇ 发热、喉咙和口咽部溃疡。
  - ◇ 吞咽困难、颈部肿胀,颈部肿胀一般是由颈部淋巴结及软组织水肿引起。
- 腹部型
  - ◇ 剧烈腹痛、腹胀、腹泻、呕吐、水样大便,重者高热、血性便、腹膜刺激征。
  - ◇ 并发败血症者会因中毒性休克在 2~4 天内死亡,病死率约为 25%~60%。

优选路径

- X 线:了解肺和肠道受累情况。
- CT:进一步明确气管、肺脏、纵隔、肺门淋巴结及肠道病变。
- MRI:主要适用于炭疽性脑膜脑炎及其他相关神经系统并发症检查。

影像要点

　　肺炭疽

- X 线
  - ◇ 肺纹理增粗,双侧肺门模糊,纵隔增宽及胸腔积液。
- CT
  - ◇ 纵隔和肺门淋巴结肿大,纵隔水肿,气管壁增厚,肺门周围可见浸润性表现,心脏周围和胸腔内可见血性积液。

　　肠炭疽

- 口咽部型

✧ CT

➤ 淋巴结增大且密度不均匀,淋巴结周围结构稍模糊,呈炎性改变(图 20-1)。

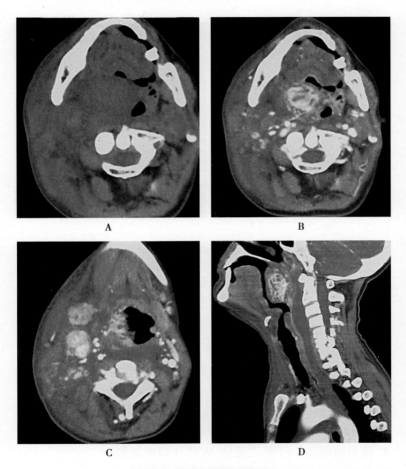

A   B

C   D

图 20-1 肠炭疽(口咽部型)

A. 颈部 CT 平扫示颈部软组织明显肿胀,鼻咽、口咽及喉咽腔狭窄;B. 增强扫描,病灶内及颈部可见多发增大的淋巴结,强化不均匀,部分可见坏死液化;C. 淋巴结周围见炎症改变;D. 椎前间隙内液体,从口咽延伸至上纵隔

121

- 腹部型
  - ◇ CT
    - ➤ 肠黏膜增厚、肿胀,肠梗阻及腹水(图 20-2)。

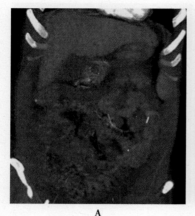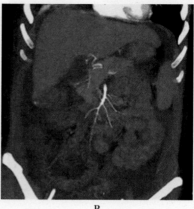

A   B

图 20-2 肠炭疽(腹部型)

A、B. 冠状面 CT 示活动性的胃和空肠内对比剂溢出,腹水,胃及小肠黏膜弥漫性异常强化及小肠水肿(图 20-2 ~ 图 20-3 引自:Ozdemir H, et al. 2010. 特此感谢)

炭疽性脑膜脑炎

- CT、MRI
  - ◇ 脑实质(深部灰质或灰白质交接区)、蛛网膜下腔、脑室和脑膜出血。
  - ◇ 增强扫描可见脑膜弥漫性异常强化。

鉴别诊断

- 肺炭疽需与上呼吸道感染、大叶性肺炎鉴别。
- 肠炭疽需与痢疾、伤寒或耶尔森肠炎鉴别。
- 炭疽性脑膜脑炎需与蛛网膜下腔出血、脑内出血、化脓性脑膜炎鉴别。

第二十一节 细菌性痢疾和阿米巴性痢疾

定义

- 痢疾(dysentery)是由痢疾杆菌引起的肠道传染病,夏秋季多见。依传染性的致病生物体不同而分为细菌性痢疾和阿米巴性痢疾。
- 《中华人民共和国传染病防治法》规定的丙类传染病。

流行病学

- 传染源:痢疾患者和带菌者。
- 传播途径:粪-口感染为主。
- 易感人群:人群普遍易感,绝大多数为小于 5 岁的患儿。

临床要点

细菌性痢疾

- 临床特征:腹痛、里急后重、泻脓血便、便次频。
- 按病程长短分为急性、迁延性和慢性菌痢 3 类。
  - ◇ 急性菌痢分为普通型、轻型、重型和中毒型 4 型。
- 确诊依赖于病原学检查。

阿米巴痢疾

- 临床特征:腹痛、里急后重、泻脓血便、便次频;便呈果酱样,具有腐败腥臭味。
- 按临床表现分为无症状型、普通型、轻型、暴发型、慢性型。
- 流行病学史结合临床表现可作初步诊断,确诊依赖于病原学检查。

阿米巴痢疾肠道并发症

- 结肠炎
  - ◇ 腹泻、脓血便。
  - ◇ 结肠镜、钡灌肠及 CT 增强扫描有助于诊断。
- 肠穿孔

◇ 可发生弥漫性腹膜炎或腹腔脓肿。

◇ 腹部 X 线膈下游离气体有助于诊断。

- 阿米巴瘤

    ◇ 多发生在盲肠,可诱发肠套叠及肠梗阻。

    ◇ 右髂窝可触及可移动、有压痛、光滑的鹅卵形或肠曲样物,X 线显示占位性病变。

    ◇ 活检有助于诊断。

阿米巴痢疾肠外并发症

- 阿米巴肝脓肿

    ◇ 最常见。

    ◇ 右上腹或右下胸部疼痛,肝脏进行性肿大。

    ◇ 超声和 CT 检查有助于诊断。

- 肺、胸膜阿米巴病

    ◇ 支气管肝瘘、胸膜渗液、脓胸、肺脓肿、肺实变等。

    ◇ X 线及 CT 检查有助于诊断。

- 脑阿米巴病

    ◇ 症状与化脓性脑脓肿相似。

    ◇ 脑实质有多发性出血、软化及小化脓灶。

    ◇ CT 及 MRI 检查有助于诊断。

优选路径

- 结肠镜、钡灌肠检查、CT 平扫及增强检查有助于诊断阿米巴结肠炎。

- 超声、CT 及 MRI 检查可用于阿米巴肝脓肿的诊断。

- 胸部 X 线及 CT 检查主要用于肺及胸膜阿米巴病的诊断。

- CT 及 MRI 检查是脑阿米巴病较理想的检查方法。

影像要点

阿米巴结肠炎

- CT

    ◇ 肠道病变累及范围较广,肠壁水肿,弥漫性增厚(图 21-1)。

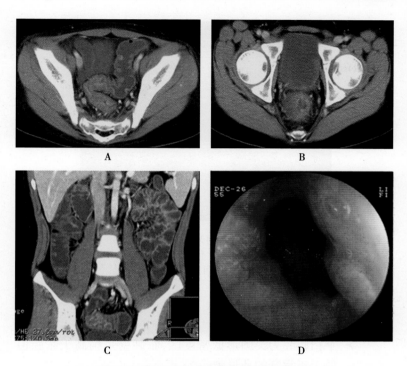

图 21-1 阿米巴结肠炎合并溃疡性结肠炎

A ~ C. CT 增强示乙状结肠及直肠管壁弥漫性增厚,脓肿壁呈高密度;
D. 肠镜示乙状结肠、直肠黏膜慢性炎症(图片由上海瑞金医院 唐永华
提供,特此感谢)

阿米巴肝脓肿

- 超声

  ◇ 典型肝脓肿

    ➤ 单发或多发的低回声或无回声肿块(图 21-2)。

    ➤ 脓腔的无回声、脓肿壁的强回声和周围的低回声水肿
      带形成了"环中环"征。

  ◇ 不典型肝脓肿

    ➤ 肝脏不均质的液性暗区,与周围肝组织分界不清。

125

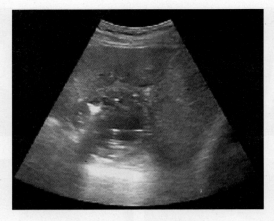

图 21-2　阿米巴肝脓肿
超声示肝右叶囊实性包块,大小约 6.3cm×
7.2cm,边界欠清,内回声不均匀

- CT
  ◇ 典型肝脓肿
  ➢ 平扫脓腔为类圆形低密度区,脓肿壁呈稍高于脓腔但
  低于正常肝的环形带。
  ➢ 增强扫描示脓肿壁明显环形强化,脓腔及周围水肿带
  无强化,形成"环靶"征,可为单环、双环、三环。
  ➢ 单环代表脓肿壁,其周围水肿不明显。
  ➢ 双环(中内层)代表脓肿壁,外环代表周围水肿带(图
  21-3)。
  ➢ 三环由内向外依次是含有炎性组织、纤维肉芽组织及
  水肿环,脓肿壁由 2 层构成,外层(中环)为纤维肉芽
  组织,增强时明显强化,内环炎性坏死组织,其强化程
  度不及肉芽组织。
  ◇ 不典型肝脓肿
  ➢ 平扫表现为肝内不均匀等低混杂密度影,病灶边缘模糊。

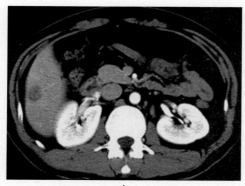

A

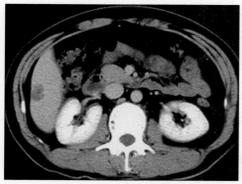

B

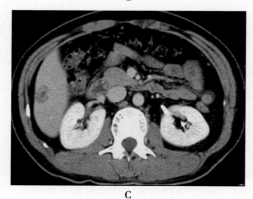

C

图 21-3 阿米巴肝脓肿

A ~ C. CT 示病灶位于肝右后下叶,边界尚清,脓肿中心呈低密度,动脉期、门脉期及延迟期均未见强化,脓肿壁呈环形强化,壁光滑,外围环以低密度水肿带(图片由上海瑞金医院 唐永华提供,特此感谢)

127

> 增强病灶呈蜂窝状、花环状延迟强化。

- MRI
  - ✧ 典型肝脓肿
    - ➤ 平扫脓腔 T_1WI 呈低信号，T_2WI 呈高信号。脓肿壁信号稍高于脓腔但低于正常肝组织。脓肿周围水肿呈 T_1WI 略低信号、T_2WI 为稍高信号，称为"晕环"征。
    - ➤ MRI 增强脓肿呈环形强化（厚薄均匀），脓腔无强化。
  - ✧ 不典型肝脓肿
    - ➤ 平扫 T_1WI 上病灶呈等、低信号，轮廓显示欠佳，T_2WI 上信号有一定变化范围，可呈高、等和低信号，依次代表了血管丰富的肉芽组织、纤维肉芽组织和纤维组织。
    - ➤ DWI 脓腔为高信号。

肺及胸膜阿米巴病

- X 线和 CT
  - ✧ 胸腔积液，膈肌抬高。
  - ✧ 肺炎表现：双肺内中野渗出性改变，以肺门为中心弥漫性肺泡内渗出。
  - ✧ 圆形肿块、空洞、脓气胸。
  - ✧ 累及心脏瓣膜出现相应影像表现。

脑阿米巴病

- ✧ CT 及 MRI
  - ➤ 脑脓肿。
  - ➤ 脑实质有多发性出血、软化及小化脓灶。
- ✧ 病灶不规则、无包囊或周围环状增强（图 21-4）。
- ✧ 肉芽肿性阿米巴脑炎
  - ➤ 基底节区、大脑皮质、皮质下白质、小脑、脑桥等单发或多发的低密度（信号）或混杂密度（信号）占位性病变。
  - ➤ 增强后环形强化，周围可有水肿。
  - ➤ 若病灶较小则呈实性结节状强化，周围水肿不明显。

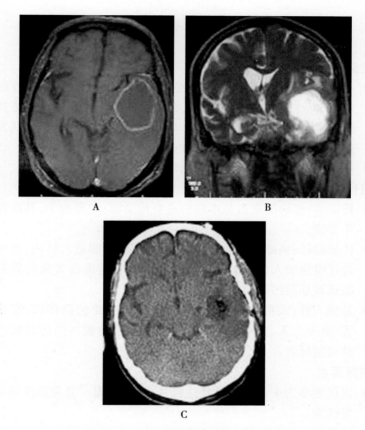

图 21-4 阿米巴脑炎并发脑脓肿形成

A、B. MRI T_1WI 示左侧颞叶囊性低密度影,大小约 5.4cm×4cm,周边环状强化,中线结构轻度右移;C. T_2WI 示病变中心呈高信号,似脑脊液信号(图片引自:Sarica FB, et al. 2009. 特此感谢)

鉴别诊断

- 细菌性痢疾需与急性菌痢、中毒性菌痢、慢性菌痢进行鉴别。
- 阿米巴性痢疾需与细菌性痢疾、血吸虫病、肠结核进行鉴别。

第二十二节 布鲁菌病

定义

- 布鲁菌病(brucellosis)也称波浪热,简称布病,是由布鲁菌(*Brucella*)引起的严重危害人类健康和畜牧业发展的人畜共患的急、慢性细菌性传染病。临床表现轻重不一,以长期发热、多汗、关节痛、肝脾大为特点。
- 《中华人民共和国传染病防治法》规定的乙类传染病。

流行病学

- 传染源:患病的家畜是本病的主要传染源,主要为羊,其次为牛和猪。
- 传播途径:病原菌主要通过破损的皮肤、黏膜进入体内,也可经呼吸道吸入含菌的气体溶胶或经消化道进食含菌的乳制品或被细菌污染的食物而感染。
- 易感人群:人群普遍易感,其高危人群主要包括兽医、畜牧者、屠宰工人、皮毛制作和加工工人和进食被污染的动物产品或制品者。

临床要点

- 潜伏期多为1~3周,可长达数月,平均2周。分为急性期和慢性期。
- 急性期
  - ◇ 多数缓慢起病,主要症状为发热、多汗、关节痛、睾丸肿痛等。
- 慢性期
  - ◇ 病程多在1年以上。由急性期发展而来,也可无急性期病史直接表现为慢性。
  - ◇ 无特异性,按其表现表现分为2类:一类是全身非特异性症状,类似神经官能症;另一类表现为反复发汗,可伴有局部器官组织损害,关节痛、神经痛或器官组织炎症。
- 并发症
  - ◇ 骨关节
    - ➢ 骨关节受累是布鲁菌病最常见的并发症,发生率达40%以上。
    - ➢ 包括骶髂关节炎、强直性脊柱炎、骨髓炎、滑囊炎,其中以骶髂关节炎最常见。
    - ➢ 关节疼痛是布鲁菌病最主要的症状,亦是其最典型的临床特征之一,主要累及大关节,如膝关节等,也可以多关节同时受累。
    - ➢ 急性期患者多表现为游走性关节疼痛,慢性期患者则多为固定性关节疼痛。
  - ◇ 神经系统
    - ➢ 脑膜脑炎和脑膜炎最为常见。
    - ➢ 布鲁菌脑膜炎可呈急性或慢性起病,通常发生在病程的后期。
    - ➢ 脑脊液和血清中可检测到特异性抗体。
  - ◇ 呼吸系统
    - ➢ 肺部并发症包括肺门及气管旁淋巴结肿大、间质性肺炎、支气管肺炎、胸腔积液和脓胸。
  - ◇ 泌尿生殖系统
    - ➢ 睾丸炎及附睾炎是男性患者最常见的并发症。
    - ➢ 女性妊娠期间感染布鲁菌病可导致流产或胎儿宫内感染。
  - ◇ 心血管系统
    - ➢ 感染性心内膜炎是最常见的心血管并发症,也是布鲁菌病最常见的死亡原因。
    - ➢ 大约2%的患者有心内膜炎,主动脉瓣比二尖瓣更易受累。

优选路径

- MRI 是布鲁菌病最佳的影像学检查方法。
- 超声对于心脏、心包感染、肝脾大、体表淋巴结感染及布鲁菌病累及睾丸等具有一定诊断价值,是布鲁菌病的基本检查手段。
- X 线可以观察布鲁菌病胸部病变,以及后期骨骼及关节的变化;仅适用于布鲁菌病的初筛检查。
- CT 为该病的重要检查手段,对胸部、腹部、神经系统、关节、脊椎和椎旁组织感染有重要的诊断意义。

影像要点

骨关节及脊柱布鲁菌病

- X 线
  - ◇ 脊柱
    - ➤ 椎体终板与椎间盘连接处的侵蚀性骨破坏并反应性骨硬化,韧带炎可引起韧带骨化和钙化。
    - ➤ 病变早期呈多椎体、多灶性、不规则虫蚀样破坏。后期增生硬化,形成骨刺或骨桥(图 22-1)。
    - ➤ 椎体中心可被侵犯,迅速硬化,不形成深部骨质破坏,无椎体压缩征象。
    - ➤ 椎体小关节炎多发生于邻近病变椎体,关节面破坏不规则,关节间隙进行性变窄、消失,产生骨性强直。

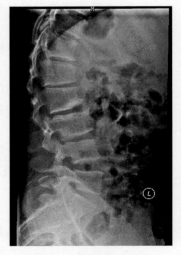

图 22-1 脊柱布鲁菌病

X 线侧位片示 $L_{2\sim3}$ 椎间隙变窄,椎体相邻面骨质硬化

- ➢ 韧带钙化以下腰椎多见,表现为自下而上逐渐发展的前后韧带索条状钙化。
- ➢ 脊柱布鲁菌病性骨髓炎可出现椎体骨质破坏、椎间隙变窄、椎旁脓肿及韧带骨化。
- ◇ 骶髂关节
  - ➢ 多为两侧发病。
  - ➢ 关节间隙变窄,不规则的骨质破坏,周围常有硬化反应。
- ◇ 肩关节
  - ➢ 在肌腱、滑囊、韧带附着处的骨骼呈局限性、表浅性的小囊状骨破坏。
  - ➢ 肌腱和滑膜可发生钙化。
- ◇ 其他四肢大关节
  - ➢ 急性期可见四肢大关节周围软组织肿胀,骨质疏松。
  - ➢ 继之关节间隙狭窄,关节软骨下囊状破坏,关节附着处有小的骨质侵蚀。
  - ➢ 晚期可见关节面硬化、凹凸不平,骨质增生,亦可发生关节部分骨性融合。
- CT
  - ◇ 椎体骨质破坏灶小而多发,多局限于边缘,病灶周围明显增生硬化,新生骨组织中混杂新破坏灶,滑膜软骨或椎间盘破坏呈等密度影,关节面增生硬化,相邻骨密度增高,椎旁脓肿形成。
  - ◇ 增强扫描示软组织及脓肿边缘强化。
  - ◇ 病变早期可见脊柱多个椎体呈小囊状骨质破坏,其边缘呈环状硬化,以椎体上下缘为主,椎体边缘骨质增生硬化明显;后期破坏区向椎体中心发展,椎体压缩,椎体楔形变。
- MRI

◇ 脊柱
  ➤ 边缘型骨质破坏
    ◆ 最常见。
    ◆ 病灶呈多灶性,多侵害 1~2 个椎体边缘。
    ◆ 早期 T_1WI 表现为累及相邻椎体的相邻面、形态不规则的低信号,T_2WI 表现为等信号或高信号。
    ◆ 数周后出现骨质缺损病灶,骨质边缘呈不规则虫蚀状破坏或锯齿样外观,T_1WI 表现为低信号区内出现更低信号影,周围软组织小脓肿,增强扫描无异常强化。
  ➤ 中心型骨质破坏
    ◆ 病灶中心迅速硬化,椎体增生硬化在 T_1WI 上呈等信号或稍低信号,在 T_2WI 上呈低信号。
    ◆ 早期的椎间盘受累在 T_2WI 和脂肪抑制序列中表现为椎间盘信号不同程度增高,椎体终板骨质无破坏。
    ◆ 病变进展,椎间盘变薄,与椎体破坏区相连,形态不规则,椎旁软组织脓肿(图 22-2)。
    ◆ 增强扫描示脓肿边缘强化,脓肿壁较厚。界限清楚,脓肿一般较小,不超过病变椎体长度,一般无脓肿向下方流注的直接征象,周围脂肪间隙清楚。
◇ 骶髂关节炎
  ➤ 单侧或双侧均可受累,以双侧多见。
  ➤ 早期特点为骨髓水肿和关节囊滑膜积液。
  ➤ 晚期主要以关节面增生硬化为主要特征(图 22-3)。
◇ 关节
  ➤ 关节面下骨质破坏。
  ➤ 周围软组织肿胀。
  ➤ 关节间隙少量积液(图 22-4)。

134

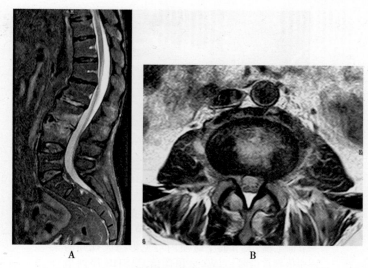

A B

图 22-2　脊柱布鲁菌病

A. MR 矢状位 STIR 序列示 $L_{3~4}$ 椎体相邻面骨质破坏,椎间盘受累;B. 横断位 T_2WI 示病灶呈高信号,椎旁软组织脓肿呈高信号

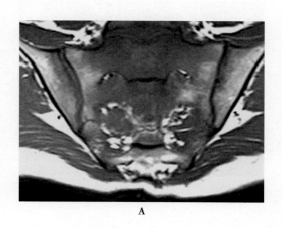

A

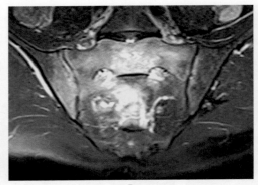

B

图 22-3 骶髂关节布鲁菌病

A、B. MRI T₁WI 示双侧骶髂关节间隙变窄,关节面毛糙,关节面下骨质内可见形态欠规则的片状异常信号,T₁WI 呈稍低信号,STIR 序列呈高信号

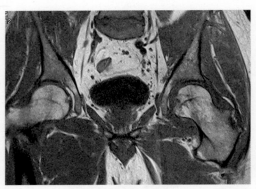

A

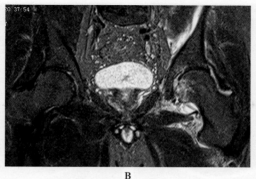

B

图22-4 左髋关节布鲁菌病

A、B. 左侧股骨头可见骨质破坏,T_1WI 呈低信号,STIR 序列呈高信号。左髋关节及左侧髂骨翼周围软组织肿胀,STIR 序列呈高信号

神经系统

- 超声
  - ◇ 累及颈动脉时,动脉壁增厚,内壁凹凸不平,动脉管腔变窄,甚至中断。
- CT
  - ◇ 基底池变窄或闭塞,脑积水。
  - ◇ 累及脑实质者可见小片状低密度影。
  - ◇ 增强扫描,脑膜轻微强化。发生脑脓肿者脓肿壁异常强化。
  - ◇ CTA 可见动脉粗细不均,甚至中断。
  - ◇ 累及脊髓者,脊髓肿胀增粗。
- MRI
  - ◇ 脑实质内病灶呈小斑片状,T_1WI 上呈稍低信号,T_2WI 上呈稍高信号(图22-5)。
  - ◇ 脊髓病灶表现为脊髓水肿增粗,脊髓内异常信号,T_1WI 上

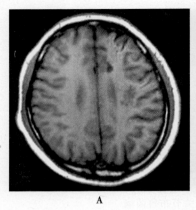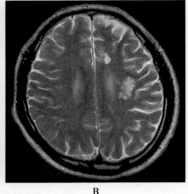

A B

图 22-5　布鲁菌病脑炎

A、B. MRI 示左侧放射冠及额叶可见多发片状异常信号,T_1WI 呈低信号,T_2WI 呈高信号

　　呈稍低信号,T_2WI 上呈稍高信号。

　　呼吸、循环系统

- X 线
  - ◇ 淋巴结肿大表现为纵隔局限性或对称性增宽。
  - ◇ 双肺纹理增多,呈"网格"状改变,提示间质性肺炎。
  - ◇ 增多的肺纹理主要集中在内中带,并可见沿肺纹理分布的小片状影,提示支气管肺炎。
  - ◇ 肺部多发小结节、胸腔积液和脓胸。
  - ◇ 较局限的类圆形浸润阴影,边缘模糊,内有透光区,胸膜增厚。
- CT
  - ◇ 磨玻璃样改变,支气管血管束增粗,叶间胸膜增厚,边缘可见细点状结节排列,中下肺野见片状、结节状高密度影(图 22-6)。
  - ◇ 纵隔或肺门淋巴结肿大。

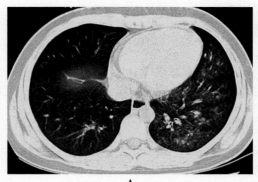

A

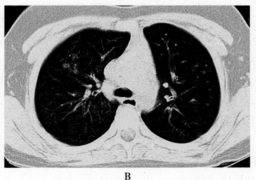

B

图 22-6　布鲁菌病肺炎
A、B. CT 示双肺野内可见沿肺纹理分布的多发
斑片状渗出影

  ◇ 间质性肺炎,支气管肺炎。
  ◇ 肺结节。
  ◇ 胸腔积液、脓胸及胸膜增厚。
- MRI
  ◇ 在 MR 电影序列上可以观察到二尖瓣狭窄或关闭不全引
    起的反流。
  ◇ 胸腔积液或脓胸,在 T_2WI 上增厚的胸膜呈异常高信号。

◇ 心室黏液瘤。

消化系统

- 超声
  - ◇ 肝脾大。
  - ◇ 发生感染可见边缘模糊的厚壁脓肿及腹腔肿大淋巴结。
- CT
  - ◇ 肝脾大。
  - ◇ 肝脓肿可见多层环状强化的"环靶"征,边缘不清晰,少数可见肿块状高密度影(图 22-7)。
  - ◇ 少数可显示腹股沟淋巴结肿大。
- MRI
  - ◇ 肝脾大,T_2WI 信号较正常略高。脾大发生率较肝大发生率约高 1/4。
  - ◇ 肝脓肿少见,其病灶在 T_1WI 上呈低信号,T_2WI 上呈高信号,增强扫描可见"环靶"征。

泌尿生殖系统

- 超声
  - ◇ 肾脏高回声。
  - ◇ 睾丸肿大,阴囊积液。

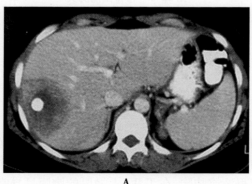

A

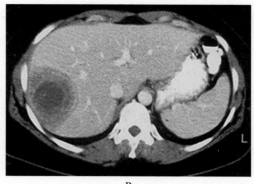

B

图 22-7 布鲁菌病并发肝脓肿

A、B. CT 增强扫描示肝脏体积略增大,肝右叶类圆形低密度病灶,病灶壁异常强化呈"环靶"征,病灶中心可见圆形高密度钙化灶(图片引自:Chourmouzi D, et al. 2009. 特此感谢)

◇ 发生感染时可见边缘模糊的厚壁脓肿,腹腔淋巴结肿大少见。

● CT

◇ 肾脏感染时可见不规则的钙化影,继发脓肿时边缘模糊。

◇ 少数可显示淋巴结肿大。

● MRI

◇ 肾脓肿少见,在 T_1WI 上呈低信号,T_2WI 上呈高信号,增强扫描示脓肿壁强化。

◇ 睾丸受累时表现为睾丸肿大,T_2WI 信号增高,可伴有阴囊积液等。

鉴别诊断

● 布鲁菌病性脊柱炎需与脊柱结核鉴别。

● 布鲁菌病性关节炎需与类风湿关节炎、骨性关节炎鉴别。

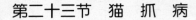

第二十三节 猫 抓 病

定义

- 猫抓病(cat scratch disease,CSD)为人畜共患感染病,是由巴尔通体(*Bartonella*)经猫抓、咬人体后而引起的传染病。临床表现多变,但以局部皮肤损伤及淋巴结肿大为主要特征,病程数周到数月,为自限性疾病。

流行病学

- 传染源:主要是带菌猫,尤其是 1 岁以内的幼猫。
- 传播途径:主要通过猫或其他动物抓伤、咬伤或亲密接触。
- 易感人群:青少年多见,秋冬季节高发,男性多于女性。HIV感染者易感。

临床要点

- 猫抓伤后 3 ~ 14 天内,局部可出现一到数个红斑性丘疹,疼痛不显著。
- 猫抓伤感染后 5 ~ 50 天内,90% 以上病例引流区淋巴结肿大,以头颈部、腋窝、肘部、腹股沟等处常见。
- 25% 的患者淋巴结化脓,偶或穿破形成窦道或瘘管;部分可出现发热、乏力等全身症状。多数患者在 2 ~ 4 个月内自愈。
- 并发症:少见。脑病、慢性严重的脏器损害(肝肉芽肿、骨髓炎等)、关节病(关节痛、关节炎等)、结节性红斑等。

优选路径

- 超声简便易行,可初步发现猫抓病患者肿大的淋巴结。
- CT 可发现肿大的淋巴结及中心坏死组织,增强扫描后无特征性表现。
- MRI 是诊断猫抓病患者淋巴结炎的最佳影像学检查方法,可清楚显示肿大淋巴结的各期表现,当淋巴结皮质内的肉芽肿发生纤维化时,增强扫描有特征性表现。

影像要点

  超声

- 淋巴结肿大,境界多较清晰,呈类圆形,内部为均匀或较均匀的低回声。
- 常伴有完整的淋巴结门高回声图像,后方回声多有轻度增强。
- 彩色多普勒检查能够看到肿块内条索状血流伸入,有的丰富似"树枝"状或"火海"状。

  CT

- 单发或多发肿大的淋巴结,常伴有中心坏死,在淋巴引流通道的近端出现广泛的周围水肿。
- 增强可见轻度强化、环状强化或无强化。

  MRI

- 早期
  - ◇ 淋巴结皮质内有多发性肉芽肿形成,T_1WI 和 T_2WI 信号均匀一致。
  - ◇ 增强扫描为中度均匀强化。
- 中期
  - ◇ 肉芽肿内有微脓肿形成;坏死明显时,脓肿常为多角形,称为"星状"脓肿。
  - ◇ 淋巴结内可见 T_1WI 等或低信号、T_2WI 高信号的坏死区,呈边缘强化。
- 晚期
  - ◇ 淋巴结表现具有特征性,可作为本病的诊断依据。
  - ◇ 肉芽肿发生纤维化,淋巴结内可见"星芒"状纤维间隔,T_1WI 和 T_2WI 均呈低信号。
  - ◇ 纤维间隔内以成纤维细胞为主时增强扫描有强化,而以纤维细胞为主时增强扫描则无强化。"星芒"状间隔位于"花瓣"中心似"花蕾",间隔周围有"花瓣"状强化(图23-1)。

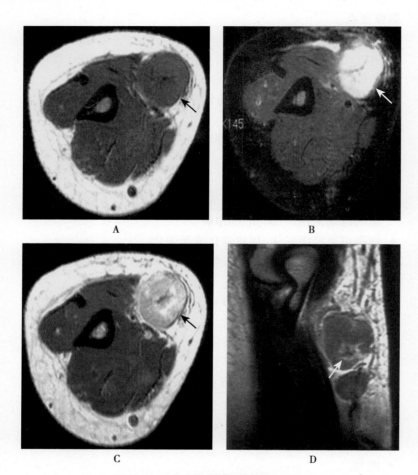

图 23-1 左侧肘部猫抓病性淋巴结炎

A. T$_1$WI 示左时部结节呈等信号（箭），内有星芒状低信号；B. 压脂序列 T$_2$WI 示结节呈高信号（箭），内有低信号影，邻近皮下广泛索条状高信号影；C. 增强扫描，结节内低信号影周围有花瓣状强化（箭）；D. 矢状面增强扫描示结节呈玫瑰花样强化（箭）（图片引自：张伟强，等. 2008. 特此感谢）

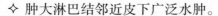

✧ 肿大淋巴结邻近皮下广泛水肿。

鉴别诊断

● 软组织血管瘤,神经源性肿瘤,淋巴结核。

第二十四节　肺炎衣原体肺炎

定义

● 肺炎衣原体肺炎(*Chlamydia pneumoniae* pneumonia)是由肺炎衣原体(*Chlamydia pneumonia*,CP)感染所导致的肺实质炎症。

流行病学

● 传染源:患者和带菌或隐性感染者均为传染源。

● 传播途径:人与人之间经飞沫或呼吸道分泌物传播。

● 易感人群:人群普遍易感。

临床要点

● 缺乏特异性临床表现。

● 引发肺外脏器病变,如消化道、心血管、血液、皮肤、肌肉关节等多系统损害,出现相应的临床症状。

● 并发症:主要为心血管系统(急性心肌炎、心内膜炎等)及中枢神经系统(脑炎及脑膜炎等)并发症。

优选路径

● X线可以直接了解肺部变化,是诊断肺炎衣原体肺炎的重要手段。

● CT主要用于肺炎衣原体肺炎的检查,能真实地反映病变大小、形态、数量和分布范围及治疗后改变,有助于指导临床治疗。

● MRI可用于肺炎衣原体所致中枢神经系统感染的诊断。

影像要点

　　X 线

- 单个肺叶或肺段浸润病灶,见于两肺任何部位,下叶及外周多见,严重者病变广泛波及两肺(图 24-1)。

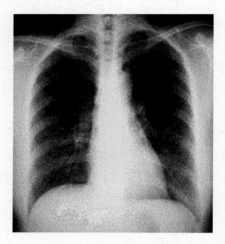

图 24-1　肺炎衣原体肺炎
X 线胸片示左肺下叶片状模糊影

- 偶可伴有胸腔积液。

　　CT

- 片状或肺段、叶性的实变(图 24-2)。
- 磨玻璃样阴影、网织状影、小结节影。
- 支气管肺炎。

鉴别诊断

- 肺炎支原体肺炎,病毒性肺炎。

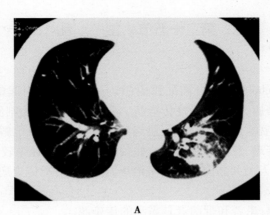

A

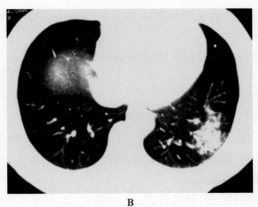

B

图 24-2　肺炎衣原体肺炎

A、B. CT 示左下肺野多发不规则斑片状磨玻璃样阴影,并伴有实变及网织状影,病灶直达胸膜下与胸膜相连(图 24-1 ~ 图 24-2 由深圳市罗湖区医院 马钦华提供,特此感谢)

第二十五节 霍　乱

定义

- 霍乱(cholera)是由霍乱弧菌(*Vibrio cholerae*)引起的烈性肠道传染病,属国际检疫传染病。典型临床表现为剧烈的无痛腹泻、呕吐,可引起脱水、肌肉痉挛,严重者导致电解质紊乱、循环衰竭、急性肾衰竭等。如救治不及时,病死率较高。
- 《中华人民共和国传染病防治法》规定的甲类传染病。

流行病学

- 传染源:患者和带菌者是霍乱的传染源。
- 传播途径:患者及带菌者的粪便和排泄物污染水源和食物后可引起传播。
- 易感人群:人群对霍乱弧菌普遍易感。

临床要点

- 潜伏期为 1 ~ 3 天。
- 临床分期
  - ◇ 泻吐期:"米泔水"样大便,无里急后重感,多数不伴腹痛。
  - ◇ 脱水期:脱水、电解质紊乱和代谢性酸中毒。严重者会出现循环衰竭。
  - ◇ 恢复期:腹泻、呕吐停止,症状消失,体力逐步恢复。
- 临床分型
  - ◇ 轻型:腹泻 10 次/天,稀水样便,无呕吐,病程为 3 ~ 5 天。无明显脱水表现。
  - ◇ 典型:腹泻和呕吐,腹泻 10 ~ 20 次/天,"米泔水"样便,量多。有明显失水体征。血压下降,尿量减少。
  - ◇ 重型:除典型腹泻和呕吐症状外,出现循环衰竭,血压明显下降,可无尿。
  - ◇ 干型:起病急骤,未出现腹泻和呕吐,即迅速出现中毒性休克而导致死亡。

- 并发症:急性肺水肿、急性肾衰竭。
- 便常规、便培养、(便)动力和制动试验是诊断霍乱的基本检查。

优选路径

- 影像学检查不作为霍乱本身的常规检查,常用于霍乱相关并发症的检查和诊断。

影像要点

急性肺水肿

- 间质性肺水肿
  - ◇ X线
    - ➤ 两上肺静脉分支增粗,肺纹理和肺门血管阴影模糊。
    - ➤ 支气管"袖口"征,常见于上叶前段支气管。
    - ➤ 间隔线阴影,以 Kerley B 线最常见。
    - ➤ 胸膜下水肿,常合并心影增大及两侧胸腔少量积液。
    - ➤ 肺纹理模糊和间隔线是主要征象。
  - ◇ CT
    - ➤ 肺门血管影增粗。
    - ➤ 肺血管分支增粗、模糊。中、内肺野较重,上叶血管增粗比下叶明显。
    - ➤ 合并肺气肿。
- 肺泡性肺水肿
  - ◇ X线
    - ➤ 结节状阴影直径约为 0.5～1.0cm,边缘模糊,很快融合为斑片或大片状,大片融合阴影可波及多个肺段,可见空气支气管征。
    - ➤ 阴影多为中央型分布,典型者可见"蝶翼"征。
    - ➤ 肺内实变阴影广泛分布于肺野内、中、外带。
    - ➤ 病变最初发生在肺下部、内侧及后部,很快向上部、外侧及前部发展。

- ➤ 病变动态变化较快,在 1～2 天或数小时内可有显著的变化。
- ➤ 双侧少量胸腔积液。
- ✧ CT
  - ➤ 两肺内有肺泡实变阴影,呈小片状或大片融合影,可见空气支气管征。
  - ➤ 肺门旁或两肺下野的病变表现较为显著。

急性肾衰竭

- 超声
  - ✧ 肾脏体积增大。
  - ✧ 皮质增厚、回声增强,髓质回声降低,皮髓质界限清晰、分明。
  - ✧ 肾内段动脉及叶间动脉阻力指数升高。

鉴别诊断

- 副溶血弧菌肠炎,大肠埃希菌性肠炎,病毒性肠炎,急性细菌性痢疾。

第二十六节　白　　喉

定义

- 白喉(diphtheria)是由白喉棒状杆菌(*Corynebacterium diphtheriae*)引起的急性呼吸道传染病。其临床特征为咽、喉、鼻等处黏膜充血、肿胀并有灰白色假膜形成。
- 《中华人民共和国传染病防治法》规定的乙类传染病。

流行病学

- 传染源:白喉患者或带菌者是本病的传染源,潜伏期末即有传染性。
- 传播途径:主要经呼吸道飞沫传染。

- 易感人群:人群对白喉普遍易感,儿童的易感性最高。病后可获得持久免疫力。

　临床要点

- 潜伏期为 1 ~ 7 天,多为 2 ~ 4 天。
- 根据假膜所在部位不同将其分为咽白喉、喉白喉、鼻白喉和其他部位白喉。其中,咽白喉最常见。
- 咽部充血,扁桃体肿大。
- 轻型灰白色假膜多局限于扁桃体上,重型假膜可扩展至腭垂、软腭、咽后壁、鼻咽部及喉部,甚至口腔黏膜。
- 重型可出现颈淋巴结周围组织水肿,呈"牛颈"状。
- 喉白喉多为重症咽白喉向下扩散所致,其特征性表现为"犬吠"样咳嗽。
- 并发症:心肌炎,周围神经麻痹,支气管肺炎。

优选路径

- 并发中毒性心肌炎时,可行心脏超声检查。
- 并发支气管肺炎时,首选胸部 X 线检查诊断。当 X 线胸片无异常发现但又存在明显临床症状时,可行胸部 CT 检查,有助于诊断。

影像要点

　头颈部

- CT
  - ◇ 扁桃体肿大,腭垂、软腭、咽后壁、鼻咽部及喉部的软组织肿胀。
  - ◇ 继发其他细菌感染时,可伴有颈部及颌下淋巴结肿大。

　支气管肺炎

- X 线
  - ◇ 可无异常表现或仅表现为肺纹理增多、增粗、模糊。
  - ◇ 病变严重时表现为两肺中下野沿肺纹理分布的小斑片状模糊影,密度不均。

- CT
  - ◇ 两肺中下肺野支气管血管束增粗。
  - ◇ 病灶呈小斑片状、类三角形实变影,亦可融合成大片状实变阴影。

心肌炎
- 超声
  - ◇ 心脏增大。

鉴别诊断
- 其他原因引起的肺炎、咽前或咽后脓肿。

第二十七节 流行性斑疹伤寒和 地方性斑疹伤寒

定义
- 斑疹伤寒(typhus)是立克次体(*Rickettsia*)感染后引起的急性传染病。临床上分为流行性斑疹伤寒(epidemic typhus)和地方性斑疹伤寒(endemic typhus)。
- 流行性斑疹伤寒又称虱型斑疹伤寒(louse-borne typhus),由普氏立克次体引起,经人虱传播,冬春季好发;全身感染症状比较严重,以急性起病、稽留高热、剧烈头痛、皮疹和中枢神经系统症状为临床特点,病程为 2~3 周,多数病例呈自限性经过。
- 地方性斑疹伤寒又称蚤型斑疹伤寒或鼠型斑疹伤寒(murine typhus),由莫氏立克次体引起,经鼠蚤传播,秋冬季多发。
- 流行性和地方性斑疹伤寒是《中华人民共和国传染病防治法》规定的丙类传染病。

流行病学
流行性斑疹伤寒
- 传染源:患者是唯一的传染源,病后 1 周传染性最强。

- 传播途径：人虱为传播媒介，以体虱为主，头虱次之。
- 易感人群：人群普遍易感。

　　地方性斑疹伤寒

- 传染源：家鼠为主要传染源。
- 传播途径：鼠蚤为传播媒介。
- 易感人群：人群普遍易感。

临床要点

　　流行性斑疹伤寒

- 分型：典型、轻型及复发型斑疹伤寒。
- 潜伏期为 10 ~ 14 天。
- 典型斑疹伤寒主要表现为急性起病，高热、皮疹、中枢神经系统症状、肝脾大，可伴有心血管系统、呼吸道和消化道症状等。
- 皮疹是本病的主要特征（发生率达 90% 以上），为鲜红色充血性斑丘疹，在第 4 ~ 5 天可见，呈向心性分布，1 ~ 2 天内遍及全身，但面部、手掌和足底多无疹。1 周左右消退，常有色素沉着。
- 并发症：支气管肺炎、中耳炎、心肌炎、腮腺炎、脑膜脑炎及脊髓炎等，严重病例可并发肾衰竭或呼吸衰竭。

　　地方性斑疹伤寒

- 急性起病，高热，伴乏力、明显头痛、全身酸痛等全身中毒症状，常有结膜充血。约 50% ~ 80% 患者出现充血性皮疹。

优选路径

- 超声主要用于腹部脏器及心肌病变的检查。
- X 线、CT 和 MRI 主要用于斑疹伤寒各类并发症的检查。

影像要点

　　斑疹伤寒

- 心血管系统
　　◇ 超声

> 右房室扩大,三尖瓣、肺动脉及二尖瓣有少许反流
> 表现。

- 腹部
  - ◇ 超声
    - ➤ 肝脾轻度增大,肝脏回声增强。
    - ➤ 文献报道肝在肋下 1.5 ~ 2.0cm,脾在肋下 1.0 ~ 4.0cm。
    - ➤ 肾脏弥漫性损害及肾皮质回声增强。

斑疹伤寒相关并发症

- 肺炎
  - ◇ CT
    - ➤ 间质型:双侧肺纹理增粗、模糊,可呈弥漫性网状阴影。
    - ➤ 支气管肺炎型:双侧肺纹理增粗,可见沿肺纹理走行的斑点、片状阴影,广泛累及双肺中、内带,密度较淡、边缘模糊。
    - ➤ 大叶性肺炎型:按肺叶、肺段分布的大片状密度均匀阴影。
    - ➤ 肺门阴影增大型:肺门阴影致密增大,结构不清,边缘模糊。

- 中耳炎
  - ◇ 急性化脓性中耳乳突炎
    - ➤ CT
      - ◆ 乳突气房密度增高,气房间隔骨质吸收,密度减低。
      - ◆ 鼓室、乳突窦内积脓,表现为密度增高,有时可见液平。
    - ➤ MRI
      - ◆ 中耳积液,气液平面。
      - ◆ 乳突气房信号增高,呈点状、片状 T_1WI 等信号、T_2WI 高信号。

◆ 积血则 T_1WI 及 T_2WI 均为高信号或不均匀高信号。

◇ 慢性化脓性中耳炎

  ➢ CT

   ◆ 单纯型:听小骨骨质吸收、破坏,鼓室黏膜增厚,乳突窦或较大的气房黏膜增厚。气房间隔及周围骨质增生,表现为气房间隔增粗、密度增加,无骨质破坏。

   ◆ 肉芽肿型:听小骨破坏,严重者可致听骨链中断、破坏,上鼓室、乳突窦入口和乳房窦可见骨质破坏、模糊、密度增加,其中的肉芽组织为高密度软组织影,增强扫描因肉芽组织富于血管可有强化。

   ◆ 胆脂瘤型:上鼓室、乳突窦入口及乳突窦内软组织密度肿物影,骨质破坏,乳突窦入口、鼓室腔扩大,边缘光滑并有骨质增生硬化。胆脂瘤无强化,其周围炎性肉芽组织强化。严重者可破坏乙状窦壁、鼓室乳突窦盖、半规管及面神经管等结构。

  ➢ MRI

   ◆ 炎性肉芽组织在 T_1WI 多为等信号或稍高信号,T_2WI 多为高信号,增强扫描有强化。

   ◆ 胆固醇肉芽肿在 T_1WI 及 T_2WI 均为高信号。

   ◆ 胆脂瘤在 T_1WI 上信号与肌肉相似而低于脑组织,不均匀者多见,T_2WI 为高信号。增强扫描胆脂瘤本身不强化,其周围肉芽组织可呈环状强化。

• 心肌炎

 ◇ 超声

  ➢ 彩色多普勒超声可见二尖瓣反流,左、右心房内可见负向的反流频谱,以轻度反流为主。

 ◇ MRI

  ◆ 心肌炎症在 T_2WI 和 Gd-DTPA 增强后 T_1WI 表现为局

灶性心肌高信号。

◆ 增强后 T_1WI 有利于心肌炎症的诊断。

- 脊髓炎
  - ✧ CT
    - ➢ 病变部位脊髓肿胀,密度不均匀。
  - ✧ MRI
    - ➢ 病变部位 T_1WI 呈低信号、T_2WI 呈高信号。

鉴别诊断

- 细菌、病毒、支原体感染所致肺炎。

第二十八节　流行性脑脊髓膜炎

定义

- 流行性脑脊髓膜炎(epidemic cerebrospinal meningitis)简称流脑,是由脑膜炎奈瑟菌(*Neisseria meningitidis*)引起的一种化脓性脑膜炎。主要临床表现是突发高热、头痛、呕吐、皮肤黏膜瘀点和瘀斑及脑膜刺激征,病重者可呈暴发型发作,有败血症休克和脑实质损害。
- 《中华人民共和国传染病防治法》规定的乙类传染病。

流行病学

- 传染源:带菌者和流脑患者是本病的传染源。
- 传播途径:经呼吸道传播,病原菌主要是通过咳嗽、喷嚏等经飞沫直接从空气中传播。
- 易感人群:以 6 个月至 2 岁的婴幼儿发病率最高。

临床要点

　　分型

- 轻型
- 普通型
  - ✧ 前驱期(上呼吸道感染期)

➢ 病程为 1～2 天,表现为上呼吸道感染症状。

◇ 败血症期

➢ 突发或前驱期后出现寒战、高热,伴头痛、肌肉酸痛、食欲减退等症状。

➢ 70%～90% 患者有皮肤或黏膜瘀点或瘀斑,严重者瘀斑迅速扩大。

◇ 脑膜炎期

➢ 剧烈头痛、频繁呕吐、狂躁及脑膜刺激症状,血压升高而脉搏减慢。

➢ 重者有谵妄、神志障碍及抽搐。

◇ 恢复期

➢ 症状逐渐好转,皮肤瘀点、瘀斑消失。

➢ 一般在 1～3 周内痊愈。

● 暴发型

◇ 暴发型休克型

➢ 严重中毒症状,急起寒战、高热,严重者体温不升,伴头痛、呕吐,短期内出现广泛皮肤黏膜瘀点或瘀斑,且迅速扩大融合成大片伴中央坏死。

➢ 循环衰竭是本型的特征。

◇ 暴发型脑膜脑炎型

➢ 主要以脑膜及脑实质严重损害为特征,常于 1～2 天内出现严重的神经系统症状,患者意识障碍加深,并迅速进入昏迷状态,惊厥频繁。

➢ 严重者可发生脑疝,枕骨大孔疝常见。

◇ 混合型

● 慢性败血症型

并发症

● 硬膜下积液:见于婴幼儿期前囟尚未闭合的流脑患儿,常于流脑发生后数小时或数日出现。

- 脑积水。
- 肺炎:多见于老年与婴幼儿。

优选路径

- MRI 是最佳的影像学检查方法,可用于了解脑实质和脑室系统情况,判断有无脑水肿和脑室扩张。
- X 线可用于了解是否合并肺炎及其他肺部病变。
- 超声可用于重型流脑合并心血管病变的检查。

影像要点

超声

- 二尖瓣膜增厚,部分后叶有雾状物存在。
- 超声心动图可了解左心功能及心功能与休克的关系,伴早期休克者左室平均周径缩短率(MVCF)减少。

X 线

- 肺部感染表现无特异性。
- 支气管肺炎斑片影和大叶性浸润,常见于下叶或右中叶。
- 约 20% 病例伴有胸腔积液。

CT

- 早期可无异常发现。
- 随病情发展,可出现脑室扩大、硬膜下积液、脑实质内局灶或弥漫性低密度影。

MRI

- 表现无特异性,多见硬膜下积液,幕上脑积水。
- 病变区脑沟及蛛网膜下腔模糊,T_1WI 呈中等偏低信号,FLAIR 序列病变区脑沟被线状及条状中等偏高或高信号充填。
- 合并脑实质炎症者,T_2WI 病变区邻近脑实质内呈斑片状稍高信号。
- 部分病例增强后脑膜、蛛网膜可见线样强化。

鉴别诊断

- 结核性脑膜炎,流行性乙型脑炎。

第二十九节　淋　病

定义

- 淋病（gonorrhea）是由淋病奈瑟菌（*Neisseria gonorrhoeae*，简称淋球菌）感染引起的泌尿生殖系统的化脓性炎症，也包括眼、咽、直肠感染和播散性淋球菌感染，是常见的性传播疾病之一。
- 《中华人民共和国传染病防治法》规定的乙类传染病。

流行病学

- 传染源：淋病患者是传播淋病的主要传染源。
- 传播途径：性接触是主要的传播方式，也可通过非性接触途径传播。
- 易感人群：人群普遍易感。

临床要点

- 男性淋病
  - ◇ 急性淋病：尿道炎症状。
  - ◇ 慢性淋病：症状持续 2 个月以上。
- 女性淋病
  - ◇ 淋球菌性宫颈炎。
  - ◇ 淋球菌性尿道炎。
  - ◇ 淋球菌性前庭大腺炎。
- 并发症
  - ◇ 男性淋病并发症：淋球菌性前列腺炎，淋球菌性精囊炎，淋球菌性附睾炎，尿道狭窄。
  - ◇ 女性淋病并发症：淋球菌性盆腔炎，淋球菌性肝周围炎。

优选路径

- 超声：可用于淋病相关并发症的检查和诊断。
- CT：由于 X 线对性腺有放射损伤，因而 CT 不适于男性阴

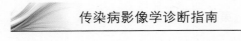

囊或睾丸的检查,但可用于盆腔炎、肝周围炎等并发症的诊断。

- MRI:是淋病相关并发症的常用检查方法,尤其是盆腔脏器及生殖性腺的检查。

影像要点

    急性前列腺炎

- 超声
    - ◇ 前列腺增大,双侧对称或不完全对称。
    - ◇ 包膜回声完整清晰。
    - ◇ 内部回声不均、略低。
    - ◇ 典型的前列腺脓肿表现为前列腺实质内结构不清,不规则的低回声和无回声区,且该区内有液体流动征象。
    - ◇ 精囊增大,张力增高,内部呈弱回声或无回声。
    - ◇ CDFI 显示前列腺呈局限性或弥漫性血流信号增加,具有搏动性。合并脓肿者,脓腔内无血供,脓腔周围组织血流信号丰富。
- CT
    - ◇ 急性前列腺炎:前列腺弥漫性增大,边缘光滑,密度减低,液化坏死时见低密度灶。
    - ◇ 慢性前列腺炎:增强后前列腺密度可略不均匀。
    - ◇ 前列腺脓肿:前列腺内不规则单房或多房低密度病灶,分散存在,较大脓肿可穿破包膜。增强扫描典型者表现为边缘强化。
- MRI
    - ◇ 急性前列腺炎:前列腺弥漫性增大,信号不均匀,假脓肿形成时在 T_2WI 高信号内部可见更高信号。T_2WI 外周带可见不均匀低信号。
    - ◇ 慢性前列腺炎:前列腺内信号不均匀,T_2WI 外周带内不均匀信号减低区。增强扫描无明显强化。

精囊炎

- 超声
  - ◇ 精囊界限不清,短径增大,内部回声不均匀,腺管扩张增厚、管壁毛糙,内部可见往复流动的点状囊液回声。
  - ◇ 精囊囊肿多见于急性精囊炎,精囊结石、钙化多见于慢性精囊炎。
  - ◇ 急性精囊炎:CDFI 显示精囊内部及周围血流信号明显增多,血流速度增高。
  - ◇ 慢性精囊炎:精囊内部及周围血流信号略增多,血流速度略增快或变化不明显。
- CT
  - ◇ 急性精囊炎:对称性增大,囊壁增厚,边缘毛糙。精囊内容物密度不均匀,呈蜂窝状、斑点状、条纹状阴影。邻近膀胱壁增厚。
  - ◇ 慢性精囊炎:精囊对称或不对称增大,密度不均匀。
- MRI
  - ◇ 急性精囊炎:精囊对称性增大,张力增加,近似椭圆形。T_1WI 为等信号或低信号,T_2WI 为较高信号,常合并出血,纤维组织增生可见低信号。精囊与周围脂肪组织分界模糊。
  - ◇ 慢性精囊炎:精囊萎缩,精囊腺管壁增厚,精囊内液体明显减少,T_2WI 信号减低。

附睾炎

- 超声
  - ◇ 急性附睾炎
    - ➤ 附睾增大,形态不规则,边界模糊。
    - ➤ 附睾内回声减低,脓肿形成则为无回声区。
    - ➤ 常伴发同侧睾丸鞘膜积液和精索静脉曲张。
    - ➤ CDFI 及能量多普勒显示附睾病灶内彩色血流异常丰

富,呈"树枝状"或"五彩花团状"血流,血流分级以Ⅱ、Ⅲ级为主。治疗后附睾体积明显缩小或恢复正常,血流信号减少,以Ⅰ级为主。

◇ 慢性附睾炎

➢ 附睾局限性增大,多位于尾部或头部(尾部更多见)。

➢ 附睾回声不均匀,常合并附睾囊肿、睾丸鞘膜积液。

➢ CDFI 显示少数病例在增大的附睾局部血流信号稍多。

● CT

◇ 正常或仅见附睾不对称增大,或有脓肿形成。

● MRI

◇ 附睾弥漫性不对称增大,邻近阴囊皮肤增厚和水肿。

◇ 在 T_2WI 上,附睾常为均匀或不均匀高信号,常合并鞘膜积液。

◇ 慢性期 T_2WI 常为低信号。

◇ 脓液形成,附睾形态不规则,局部肿胀,T_1WI 常呈低信号,T_2WI 常呈高低混杂信号,增强可见脓肿周边不均匀强化。

盆腔炎

● 超声

◇ 盆腔内局限性积液。

◇ 盆腔脓肿表现为子宫附近或其他部位单发或多发肿块,内呈低回声或液性无回声区,可含有强回声或带状分隔回声,壁较厚且毛糙;低回声肿块内可有丰富血流信号,脓肿形成后则无血流显示。

● CT

◇ 包裹积液时可见边缘模糊、不规则厚壁的包块,边缘不整,其内可见水样密度,增强扫描囊壁不均匀强化,囊液无强化。

● MRI

◇ 早期多无异常表现。

◇ 盆腔脓肿可见盆腔内有单发或多发类圆形或椭圆形病变,其内呈团状 T_1WI 低信号、T_2WI 高信号。增强扫描示脓肿壁明显环状强化。

肝周围炎

- 超声

  ◇ 少数仅显示局限性肝包膜增厚和腹腔少量积液,缺少特征性。

- CT

  ◇ 平扫偶见肝包膜均匀或不均匀增厚,合并腹腔积液时可见肝包膜下线形或带状低密度影。

  ◇ 增强扫描具有特征性。

  ➤ 动脉期可见肝包膜明显增厚及不同程度的强化,多位于肝右叶的外侧及腹侧,其次位于肝左叶腹侧,呈线形或带状均匀或不均匀高密度影。

  ➤ 局部肝实质受累时表现为斑片状或楔形强化。

  ➤ 门脉期病变密度明显减低,强化不明显,延迟扫描多无强化。

  ◇ 部分患者伴有胸腔积液。

- MRI

  ◇ 增厚的肝包膜 T_1WI 呈线形或带状等信号、T_2WI 呈稍高信号,合并包膜下积液和肝实质受累 T_1WI 呈低信号、T_2WI 高信号。

  ◇ 增强 MRI 动脉期可见线形或带状肝包膜强化,受累的肝实质呈斑片状或楔形强化。

鉴别诊断

- 前列腺结核,精囊结核,精囊脓肿,附睾结核,癌性腹膜炎,结核性腹膜炎。

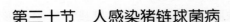

第三十节　人感染猪链球菌病

定义

- 人感染猪链球菌病(human streptococcus suis infection)是由猪链球菌(*Streptococcus suis*)感染人而引起的人畜共患性疾病。临床表现为发热、寒战、头痛、食欲下降等一般细菌感染症状,重症患者可合并中毒性休克综合征和链球菌脑膜炎综合征。

流行病学

- 传染源:感染猪链球菌的病(死)猪是主要传染源。
- 传播途径:主要因接触被猪链球菌感染的生猪和未加工的猪肉制品,经皮肤破损的伤口或眼结膜而感染。
- 易感人群:人群普遍易感。直接接触感染的病(死)猪或猪肉制品的人群为高危人群,有皮肤破损者极易发病。

临床要点

- 潜伏期为数小时至 7 天,一般为 2~3 天。潜伏期长短与感染病原体的毒力、数量及机体免疫力等因素有关。
- 根据临床表现的不同分为 4 型。
    - ◇ 普通型:起病较急,发热、畏寒、头痛、头晕、全身不适、乏力。
    - ◇ 休克型:在全身感染的基础上出现血压下降,成人收缩压低于 90mmHg,脉压低于 20mmHg,伴有下列 2 项及以上:①肾功能不全;②凝血功能障碍或弥散性血管内凝血;③肝功能不全;④成人型呼吸窘迫综合征(ARDS);⑤全身皮肤黏膜瘀点、瘀斑,或眼结膜充血;⑥软组织坏死、筋膜炎、肌炎、坏疽等。
    - ◇ 脑膜炎型:发热、畏寒、全身不适、乏力、头痛、呕吐。重者出现昏迷。脑膜刺激征阳性,脑脊液呈化脓性改变。

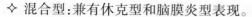

◇ 混合型:兼有休克型和脑膜炎型表现。

- 并发症
  - ◇ 脑膜炎:突出特点是耳聋,双侧多于单侧。亚临床的高调听力丧失。眩晕和共济失调。第 3 对脑神经麻痹、单侧或双侧面瘫。
  - ◇ 中毒性休克综合征:突发高热,伴有头痛及胃肠道症状,皮肤瘀点、瘀斑。凝血功能障碍、肝、肾功能不全、成人型呼吸窘迫综合征(ARDS)、软组织坏死、筋膜炎等。最终致休克、少尿、死亡。
  - ◇ 其他:心内膜炎、败血症、暴发性瘀斑、横纹肌溶解、腹膜炎等。

优选路径

- 超声:心脏彩色多普勒超声适合用于感染性心内膜炎患者检查。
- X 线:胸部 X 线检查适合用于继发 ARDS 的患者。
- CT 和 MRI:适合用于人感染猪链球菌病脑膜炎型患者颅脑检查。当临床疑有脑脓肿、颅内压增高和局灶性定位体征时,应首选 MRI。

影像要点

感染性心内膜炎

- 超声
  - ◇ 左室、左房增大,二尖瓣有可疑赘生物,二尖瓣、三尖瓣反流。

  成人型呼吸窘迫综合征(ARDS)

- X 线
  - ◇ 两肺纹理增多、模糊,广泛间质浸润,胸膜反应或有少量胸腔积液。
  - ◇ 严重者肺部浸润阴影大片融合,甚至呈"白肺"。

化脓性脑膜炎

- CT

    ◇ 早期病变主要位于灰白质交界区,呈边缘模糊的低密度或高低密度混合区,部分点状出血灶。增强扫描呈不规则斑点状或脑回样强化。附近脑沟变淡或消失,灶周有不同程度脑水肿和占位效应。

    ◇ 脑脓肿期平扫示边界清晰的低密度区,脓肿壁表现为完整或不完整,规则或不规则的等密度或略高密度环状影;增强扫描示脓肿壁完整,呈薄壁、厚度均一的环状强化。脓肿较小时呈结节状强化。

- MRI

    ◇ 脑凸面、脑池 T_2WI 信号异常增高,脑膜增厚。

    ◇ 累及硬脑膜可引起硬膜下积液或积脓,导致交通性或梗阻性脑积水。

    ◇ 脑回饱满,脑沟变浅消失,皮质及皮质下局部或弥漫性边界不清、不规则形的 T_1WI 低信号、T_2WI 高信号。脓腔中心液化坏死区 T_1WI 呈低信号、T_2WI 呈高信号,周围广泛水肿。增强扫描可见边界清楚的薄壁环状强化。

鉴别诊断

- 结核性脑膜炎,病毒性脑炎。

第三十一节 军 团 菌 病

定义

- 军团菌病(legionnaires disease)是由嗜肺军团杆菌(*Legionella pneumophila*,LP)引起的以肺部感染为主,可合并肺外多系统损伤的一种急性传染性疾病。

流行病学

- 传染源:受感染人和动物排出的军团菌污染环境、土壤和水源,成为本病的传染来源。

- 传播途径:军团菌污染的水由于多种原因变成感染性气溶胶悬浮在空气中,人吸入后受到感染。
- 易感人群:多种因素影响个体的易感性。
  ◇ 年龄:发病率随年龄增长而升高,病死率亦呈同样趋势。
  ◇ 发病以男性多见,吸烟组发病率为不吸烟组的 3.4 倍,随吸烟量增加其危险性也增加。
  ◇ 免疫功能受损危险性升高。肿瘤、糖尿病、肾病和肺气肿患者易感性升高。

临床要点

军团菌肺炎

- 潜伏期约为 2~10 天,平均为 5~6 天。
- 病情轻重不一。
- 前驱症状有乏力、低热和食欲减退。
- 发病初期多表现为干咳,病程后期半数患者可出现稀痰或脓痰。

庞堤阿克热

- 潜伏期短,起病急。
- 主要表现为恶寒、发热、头痛、肌痛、乏力、恶心和干咳等流感样症状。
- 病程较短,约 1 周左右,可自愈,预后良好。

并发症

- 病程早期即可出现肺外多系统受累的表现。
- 伴发于肺炎的肺外感染可累及脑、肠、肾、肝、脾、腹膜、前列腺、心包膜、骨髓、皮肤及筋膜、直肠、心肌、外周淋巴结、甲状腺、胰腺、睾丸和肌肉等。

优选路径

- X 线和 CT 是军团菌肺炎的主要检查方法。
- MRI 是中枢神经系统的主要检查方法。
- 功能成像对军团菌脑病具有协助诊断作用。

影像要点

军团菌肺炎

- X 线
  - ✧ 肺实质性浸润阴影,常为单侧肺段或叶发生,可增大并延至对侧。
  - ✧ 病变呈多样性,除大片状阴影外,亦可见斑片状、结节状、索条状和网状阴影。
  - ✧ X 线改变迟于临床症状。
- CT
  - ✧ 呈多样性,以多叶段受累为特点,大片状及斑片状阴影为最常见的表现(图 31-1)。

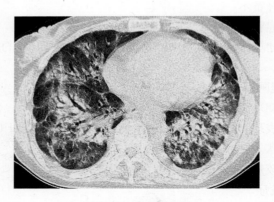

图 31-1　军团菌肺炎
HRCT 示双肺多发片状磨玻璃样阴影和实变,其内可见空气支气管征(图片由上海瑞金医院唐永华提供,特此感谢)

  - ✧ 空洞形成,不规则厚壁或规则薄壁空洞,常无液平面。
  - ✧ 常伴有胸膜病变。

军团菌脑病

- MRI

◇ 脑炎、腔隙性梗死。
◇ 病灶位于脑干两侧及中央颞部，T_1WI 呈等或低信号、T_2WI 呈高信号；FLAIR 呈高信号。

鉴别诊断

- 特发性间质性肺炎，肺炎型肺癌，病毒性肺炎。

第三十二节　麻　风

定义

- 麻风（leprosy）是由麻风分枝杆菌（*Mycobacterium leprae*）引起的慢性传染病。主要侵犯皮肤及外周神经系统，机体免疫功能低下者可累及深部组织及内脏器官，严重者可致容貌毁损和肢体残疾。
- 《中华人民共和国传染病防治法》规定的丙类传染病。

流行病学

- 传染源：麻风患者是本病唯一的传染源。
- 传播途径：主要包括呼吸道、皮肤密切接触及间接接触等传播。
- 易感人群：健康人群对麻风的易感性不高。易感性取决于细胞免疫状态，儿童及少数对麻风杆菌免疫力低下的人易受感染。

临床要点

- 潜伏期平均为 2～5 年，长者可达 10 年以上。
- 感觉丧失性皮肤损害、外周神经水肿及皮肤破损处涂片有抗酸杆菌是诊断麻风的 3 个基本特点。
- 临床分型
  ◇ 结核样型麻风
    ▹ 最多见，占 60%～70%。
    ▹ 本型宿主免疫力较强，能使感染局限化。

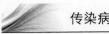

> 主要出现皮肤及周围神经损害,常呈单侧性,范围小。
> 不侵犯内脏和黏膜,病情稳定。

◇ 界线类偏结核样麻风
> 皮肤损害数量较多且形态多样,分布广泛而不对称。
> 外周神经受累数较多,分布不对称。
> 常伴有手足畸形,知觉麻木侧出现足底溃疡、手指烧伤或感染。

◇ 界线类麻风
> 皮肤损害数量多而形态复杂。
> 神经损害为多发性。
> 可伴黏膜、淋巴结、睾丸和内脏病变。

◇ 界线类偏瘤型麻风
> 早期可累及黏膜,晚期内脏受累,出现"鞍鼻"、鼻黏膜溃疡、淋巴结肿大等。

◇ 瘤型麻风
> 生于面部者可形成典型的"狮面"。
> 四肢常有难以愈合的溃疡。
> 眉毛脱落为瘤型麻风的重要特征。
> 鼻黏膜早期即受累,晚期可形成"鞍鼻"。
> 眼部以角膜及虹膜受损最常见,可致永久性视力减退或失明。

● 并发症
◇ Ⅰ型麻风反应(迟发超敏反应):原皮损结节和红斑,伴有高起的水肿,或发生新红肿和伴有疼痛的皮损。进行性神经炎会导致感觉和运动障碍。
◇ Ⅱ型麻风反应(体液免疫):主要发生在颜面、四肢等处皮肤,为直径 2~5mm 的疼痛结节。

优选路径
● 超声:常用于检查腹部,如肝、脾等处病变。

- X 线:常用于检查四肢、脊柱、骨盆骨质改变。
- CT:常用于检查肺部、肝脏、脾脏和骨关节病变。
- MRI:常用于诊断周围神经病变。

影像要点

　　骨和关节

- 特异性改变
  - ◇ 骨囊性改变
    - ➤ 骨麻风肉芽组织的破坏性反应,常见于趾骨或掌骨干骺端。
    - ➤ 局限的小圆形骨质疏松区,边缘模糊且薄,可有硬化的边缘,骨小梁紊乱或消失。
  - ◇ 骨膨胀性改变
    - ➤ 病骨广泛性密度减低,骨小梁稀疏或消失,骨髓腔扩张膨大,骨外形变粗及不规则,骨皮质变薄。
    - ➤ 多见于四肢长骨及躯干部。
- 非特异性改变
  - ◇ 骨营养动脉孔增大
    - ➤ 常发生在第一节指骨末端,局部呈狭窄或囊状骨质缺损,直径可达 0.5cm(正常为 0.1cm),其边缘可略不规则,多见于瘤型麻风。
    - ➤ 此征象早期即可出现。
  - ◇ 骨质溶解、吸收
    - ➤ 一般性骨质吸收
      - ◆ 指骨的吸收多始于末节指尖,指尖呈"V"形缺口或变尖,进而指尖削平,末节指骨大部分溶解脱落而消失,或残留少许不规则碎骨片条;继而中间节指骨及第一节指骨出现不规则溶解和吸收。
      - ◆ 足骨的吸收开始于末节趾骨和跖趾关节,其吸收过程与指骨吸收过程相似。

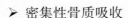

> 密集性骨质吸收
  - 短骨骨干逐渐均匀变细,骨髓腔亦随之狭窄,皮质相对变厚,骨端仍保持原形,即整个骨干外形变尖变细。
  - 多发生在指(趾)骨、掌骨。

◇ 继发性感染
> 麻风骨髓炎
  - 与一般化脓性骨髓炎的 X 线表现相同。
  - 骨质破坏呈慢性经过,发展缓慢,骨破坏并有骨吸收为其特点。
> 麻风性关节炎
  - 多发生在指间关节,跖趾关节及踝关节。
  - 骨质吸收、骨萎缩,关节塌陷、溶解,或伴有关节脱位及畸形,小碎骨片。

◇ 骨质疏松
> 骨纹理稀疏、模糊,间隙加宽甚至消失,骨结构粗糙疏松,骨密度降低,骨皮质变薄等。

◇ 骨折
> 多为粉碎性骨折。
> 骨折处有骨痂形成,愈合良好,不同于一般病理性骨折者。

神经营养性骨关节病(Charcot 关节)

- X 线
  ◇ 分为吸收型、增生型及混合型 3 型。
  ◇ 膝、踝关节受损表现为骨端碎裂和溶解,关节间隙中有大量骨碎片,边缘骨质增生明显。
  ◇ 髋关节受累多表现为髋臼破坏、变浅、变大,股骨头骨质吸收。
  ◇ 肩关节受损表现为关节盂变平、变浅,肱骨头萎缩,伴有韧带钙化等。
- ◇ 指(趾)骨关节受累表现为显著骨质破坏并伴有局部软组织炎症改变。
- CT 和 MRI
  - ◇ CT 在显示早期改变及较小骨碎片方面明显优于 X 线。
  - ◇ MR 可更早地发现软组织肿胀、关节积液、关节软骨损坏、骨髓水肿及有无微小骨折等。

神经及皮肤损害

- 超声
  - ◇ 神经损伤者血供缓慢增加、回波信号异常及神经增粗。
  - ◇ 周围神经通常增粗,最常累及神经是正中神经和尺神经。
- MRI
  - ◇ 早期神经炎表现为周围神经增粗及炎性表现。
  - ◇ MRI 还可用于检测软组织水肿及骨髓等相关改变。

肝脾损伤

- 超声
  - ◇ 超声多普勒分为 2 型。
    - ➤ 正常型:肝脾形态、大小均正常,实质内部也无病理性回声,血管网络清晰。
    - ➤ 肿大型:肝脾形态尚正常,其径线大于正常值,实质光点增粗、增密,血管网络有变化。

鉴别诊断

- 骨性关节炎,关节滑膜骨软骨瘤病,痛风性关节炎,血友病性关节,类风湿关节炎。

第三十三节 钩端螺旋体病

定义

- 钩端螺旋体病(leptospirosis)简称钩体病,由各种不同型致病

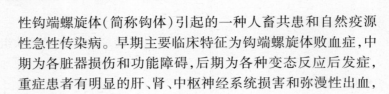

性钩端螺旋体(简称钩体)引起的一种人畜共患和自然疫源性急性传染病。早期主要临床特征为钩端螺旋体败血症,中期为各脏器损伤和功能障碍,后期为各种变态反应后发症,重症患者有明显的肝、肾、中枢神经系统损害和弥漫性出血,可危及生命。

- 《中华人民共和国传染病防治法》规定的乙类传染病。

流行病学

- 传染源:鼠类和猪。
- 传播途径:接触传播;经鼻腔黏膜或消化道黏膜传播。人接触染有钩体的疫水为主要方式。
- 易感人群:人群普遍易感,常与疫水接触的农民、渔民、下水道工人、屠宰工人及饲养员发病率较高。

临床要点

- 早期(钩体血症期)
  ◇ 起病后 3 天内。
  ◇ 高热、倦怠无力、全身酸痛、结膜充血、腓肠肌压痛、表浅淋巴结肿大。
- 中期(器官损伤期)
  ◇ 起病后 3～14 天。
  ◇ 器官损伤表现,如咯血、肺弥漫性出血、黄疸、皮肤黏膜广泛出血、蛋白尿、血尿、管型尿和肾功能不全、脑膜脑炎等。
  ◇ 临床表现是划分肺出血型、黄疸出血型、肾型和脑膜炎型钩体病的主要依据。
- 晚期(恢复期或后发症期)
  ◇ 多数患者可恢复。
  ◇ 少数患者可出现后发热、眼葡萄膜炎及脑动脉闭塞性炎症等。
  ◇ 流行病学、临床表现、影像学表现三者联合可作初步诊断;血清显微镜凝集试验阳性可确诊。

优选路径

- X 线及 CT 检查是钩体病肺损伤的常规检查方法。
- 超声及 CT 检查是钩体病肝脏、脾脏、肾脏等腹部脏器损伤的检查方法。
- CT 及 MRI 检查是钩体病脑损伤的检查方法。

影像要点

　钩体病肺损伤

- X 线、CT
  - ◇ 肺出血型钩体病胸部 X 线改变依临床进展程度不同而异。
  - ◇ 呈肺纹理增粗、粟粒状、结节状阴影、斑片状和片状融合阴影依次进展。
  - ◇ 病变进展吸收迅速，时间以"天"计算。
  - ◇ 早期因出血量太少，仅表现为细小点状影。
  - ◇ 随出血量增多，细小点状影逐渐融合增大，形成小斑片状、片絮状、团片状甚至斑块影，边缘非常模糊（图33-1）。
  - ◇ 若出血范围稍大而其肺泡内出血却较稀薄时，在 CT 上可

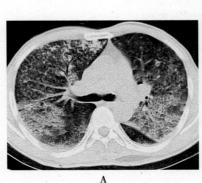 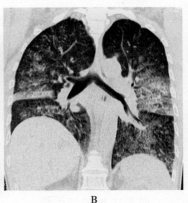

A B

图 33-1　钩体病肺出血
A、B. CT 示双肺弥漫分布磨玻璃样阴影，小叶间隔增厚

形成磨玻璃样阴影。

钩体病肝脏、脾脏、肾脏损伤

- 超声
  - ◇ 肝脏、脾脏、肾脏肿大。
  - ◇ 回声减弱,分布不均。
- CT
  - ◇ 肝脏、脾脏、肾脏增大。
  - ◇ 多发低密度病灶。

钩体病脑损伤

- CT
  - ◇ 正常、略低密度或弥漫性脑水肿。
- MRI
  - ◇ 弥漫多发点、片状 T_1WI 低或等信号,T_2WI 高信号。
  - ◇ 脱髓鞘、梗死或出血。

鉴别诊断

- 肺出血型钩体病需与急性血行播散型肺结核、弥漫型肺泡癌相鉴别。
- 黄疸出血型钩体病需与阻塞性黄疸鉴别。
- 脑膜脑炎型钩体病需与乙型脑炎鉴别。

第三十四节　莱　姆　病

定义

- 莱姆病(Lyme disease,LD)又称莱姆氏螺旋体病,是因感染伯氏疏螺旋体(*Borrelia burgdorferi*,Bb)而引起的蜱媒螺旋体病。本病可引起多器官和系统受累,尤其是皮肤、全身关节、心脏和中枢神经系统。

流行病学

- 传染源:患病或被感染的野生动物和家畜。

- 传播途径：蜱是本病的主要传播媒介。
- 易感人群：人群普遍易感，林区野外工作者患病危险性较高。

临床要点

- 莱姆病潜伏期为 3~32 天。
- 临床可分为 3 期，可依次或重叠出现。
    ◇ 皮肤损害期
        ➢ 大腿、腋窝、腹股沟等部位游走性红斑。
    ◇ 感染扩散期
        ➢ 神经系统损害以脑膜炎、脑神经炎、神经根炎多见。
        ➢ 心脏病变以房室传导阻滞最为常见，男性多发。
        ➢ 骨关节病变以关节、肌腱、滑囊或肌肉的游走性疼痛为主，常累及膝关节。
    ◇ 持续感染期
    ◇ 以关节炎、慢性萎缩性肢端皮炎、慢性进展性脑膜炎、横贯性脊髓炎、瘫痪、痴呆等为主。
- 并发症
    ◇ 先天性莱姆病
        ➢ 通过母婴传播为先天性感染，可引起早产、死胎、并指畸形、中枢性失明等。
    ◇ 伴有森林脑炎病毒感染。
- 临床诊断与诊断依据
    ◇ 在发病季节曾进入或居住于疫区，有被蜱叮咬史。
    ◇ 出现特征性的慢性游走性红斑，皮损直径大于 10cm 高度提示本病。
    ◇ 实验室检查：从组织液或体液中分离出伯氏疏螺旋体，或 IgG、IgM 阳性。

优选路径

- X 线用于骨肌系统莱姆病的检查。
- CT、MRI 可用于检查神经系统、骨肌系统病变，推荐使用 MRI。

- 心肌及心功能检查,推荐多普勒心脏超声、MR 心肌灌注检查。

影像要点

超声

- 存在心脏并发症时,可有心包炎、左心功能障碍表现。

X 线

- 关节肿胀,关节囊内脂肪密度消失(膝关节),关节间隙变窄,关节面下囊变等。
- 慢性病变者肌腱线样钙化。

MRI

- 中枢神经系统病变
  ◇ 脑实质病变主要表现为两侧脑室周围和(或)皮质下多发直径约 2~3mm 斑片状 T_1WI 低信号、T_2WI 高信号影,部分病灶可强化(图 34-1),抑水抑脂 T_2WI 呈高信号,无占位效应。病灶也可位于基底节和脑干。
  ◇ 脊髓可为多发局灶损害,T_2WI 呈高信号。
  ◇ 增强后神经根强化提示神经根炎。
  ◇ 晚期可出现非特异性脑萎缩。
- 关节病变
  ◇ 大关节的周围骨质侵蚀、骨皮质下囊变(多发)、骨赘形成,关节软骨消失,关节腔积液。
  ◇ 儿童病例可见关节周围软组织内淋巴结肿大、肌炎、筋膜炎等表现。
  ◇ 增强 T_1WI 上可见强化的淋巴结(>1cm)、关节周围肌肉内片状强化、浅深筋膜周围水肿等。
- 心肌炎
  ◇ 急性期,增强 MR 延迟扫描图像上可见心肌内条带状强化。

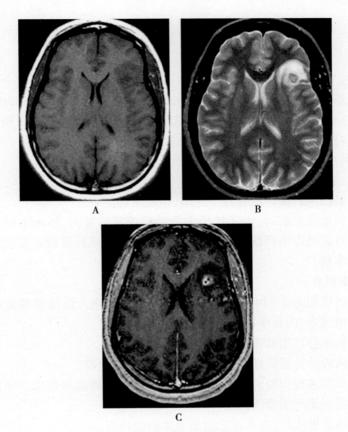

图 34-1 神经莱姆病
A、B. MRI 示左侧额叶局灶性 T_1WI 低信号、T_2WI 高信号;C. 增强
扫描病灶强化(图片引自:Agarwal R, et al. 2009. 特此感谢)

鉴别诊断

- 神经系统病变主要与其他脑炎、脊髓灰质炎相鉴别。
- 关节病变应与风湿热及类风湿关节炎相鉴别。关节病变影
  像学无特异性表现,需结合临床病史及实验室检查诊断。

第三十五节　新生儿破伤风

定义

- 新生儿破伤风(neonatal tetanus)是指破伤风杆菌(*Clostridium tetani*)侵入脐部,并产生痉挛毒素而引起的以牙关紧闭和全身肌肉强直性痉挛为特征的急性感染性疾病。
- 《中华人民共和国传染病防治法》规定的乙类传染病。

流行病学

- 破伤风杆菌广泛存在于土壤、尘埃及粪便中。
- 新生儿断脐时,由于接生人员的手或所用剪刀、纱布未经消毒或消毒不严格,导致新生儿脐部被破伤风杆菌侵入而引起本病。

临床要点

- 潜伏期为 3 ~ 14 天,常于生后 4 ~ 7 天发病。潜伏期越短病情越重,病死率也越高。
- 临床分轻型和重型 2 型。
- 病程分为潜伏期、痉挛前期、痉挛期及恢复期。
- 早期表现为吸乳困难,后期表现为肌张力增高和痉挛。半数病例无牙关紧闭。
- 痉挛发作时,患儿神志清楚为本病的特点。
- 并发症
  - ✧ 支气管肺炎、肺不张,脑水肿、脑出血,继发感染和窒息等,多发生在重型病例。

优选路径

- X 线和 CT 检查主要用于新生儿破伤风肺部并发症的诊断及鉴别诊断。
- CT 和 MRI 检查是新生儿破伤风中枢神经系统并发症的主要检查方法。

影像要点

　　呼吸系统

- X 线
  - ◇ 无异常表现或仅表现为肺纹理增多、增粗、模糊。
  - ◇ 病变进展时,可见双肺中下野内中带沿肺纹理周围分布的斑片状模糊影,病变可融合成大片状或实变,肺门影浓密。
  - ◇ 肺不张时表现为三角形或窄带状致密影,尖端指向肺门。
- CT
  - ◇ 双肺中下部支气管血管束增粗、模糊。
  - ◇ 病灶多呈小斑片状模糊阴影,亦可融合成大片状或三角形实变影。
  - ◇ 肺不张为小叶性、肺段或肺叶不张。

　　中枢神经系统

- CT
  - ◇ 脑水肿表现为脑实质内低密度阴影,边缘不清,脑灰、白质界限不清,部分脑沟界面消失。
  - ◇ 脑实质内出血表现为点状、斑片状、圆形或类圆形高密度影,其周围因脑组织水肿呈片状低密度阴影。
  - ◇ 蛛网膜下腔出血表现为脑沟、脑池消失,密度增高。
  - ◇ 硬膜下血肿表现为骨板下"新月"形高密度影,脑实质受压内移。
- MRI
  - ◇ 急性脑水肿表现为片状 T_1WI 低信号,T_2WI 高信号。
  - ◇ 脑出血 T_1WI 表现为点状、片状的等或高信号,T_2WI 表现为高信号或混杂信号。

鉴别诊断

- 咽前或咽后脓肿,化脓性脑膜炎。

第三十六节　其他感染性腹泻

定义

- 其他感染性腹泻(other infectious diarrhea)是指除霍乱、痢疾、伤寒、副伤寒以外的由病原微生物及其产物或寄生虫引起的一组以腹泻为主要临床特征的传染病。其他感染性腹泻可由病毒、细菌、真菌、寄生虫引起，以前2种病原体最多见，尤其是病毒。
- 《中华人民共和国传染病防治法》规定的丙类传染病。

流行病学

- 传染源：主要是受病原体感染的人，包括急性和慢性期患者、病原携带者(恢复期、"健康"携带者)。
- 传播途径：主要经粪-口途径传播。
- 易感人群：人对感染性腹泻普遍易感，多无年龄、性别区别。

临床要点

- 主要表现为腹泻，大便每天≥3次。
- 粪便性状异常，可为稀便、水样便，亦可为黏液便、脓血便及血便。
- 可伴有恶心、呕吐、食欲减退、发热、腹痛及全身不适等。
- 病情严重者，可因大量丢失水分引起脱水、电解质紊乱甚至休克。
- 并发症
  - ◇ 呼吸系统并发症：肺炎(支气管肺炎、大叶性肺炎或间质性肺炎)、支气管炎等。
  - ◇ 神经系统并发症：轮状病毒脑炎、吉兰-巴雷综合征等。
  - ◇ 消化系统并发症：肠套叠、胆囊炎及胆管炎等。
  - ◇ 其他相关综合征：Reye综合征、溶血-尿毒综合征等。

优选路径

- 超声主要用于其他感染性腹泻相关并发症(如肠套叠等)的

诊断。

- X 线和 CT 是最常用的影像学检查方法。
- MRI 主要用于感染性腹泻中枢神经系统并发症的诊断。

影像要点

呼吸系统并发症

- 大肠埃希菌支气管肺炎
  - ✧ 多叶弥散性斑片状浸润影，以双下肺多见。
  - ✧ 常伴有脓胸及胸腔积液，40% 患者的脓胸发生在病变严重一侧。
- 轮状病毒支气管肺炎
  - ✧ 双肺纹理增多、增粗及斑片状影。
- 腺病毒肺炎
  - ✧ 早期表现为肺纹理增粗、模糊。
  - ✧ 继之为肺实变，大小不等，病灶可融合。
  - ✧ 可同时侵犯多个肺段或肺叶，病灶密度随病情发展而增高。

神经系统并发症

- 轮状病毒脑炎
  - ✧ MRI
    - ➢ T_1WI、T_2WI 和 FLAIR 多未见异常表现。
    - ➢ T_1WI 可见胼胝体压部低信号，T_2WI 和 FLAIR 稍高至高信号。
    - ➢ 治疗后复查，弥漫性或局灶性脑萎缩、脑沟增宽较为常见。
    - ➢ 小脑未见异常表现或萎缩。
    - ➢ DWI 主要表现为胼胝体压部、小脑齿状核、小脑蚓部和小脑半球等部位高信号（图 36-1）。
    - ➢ 胼胝体压部病灶和小脑病灶可并存或单独存在。
- 吉兰-巴雷综合征

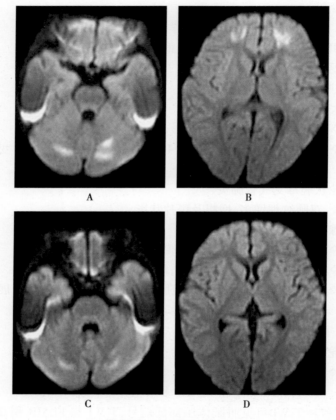

图 36-1 轮状病毒脑炎

A、B. 入院后第 3 天,DWI 示左侧大脑半球、双侧额叶白质明显高
信号;C、D. 发病后第 10 天,DWI 示上述病灶消失或范围缩小或信
号减低,未见新发病灶(图片引自:Kubota T, et al. 2011. 特此感
谢)

◆ MRI

➢ 急性患者平扫示受累脊神经和马尾神经有不同程度的
增粗,可表现为前根和后根均增粗,也可仅为前根
增粗。

184

> T_1WI 为中等信号，T_2WI 为等或稍高信号。

> 增强扫描多轻度至明显强化，同一病例可见不同程度的强化。

> 冠状面显示受累的马尾神经呈条状强化，横断面呈圆形、卵圆形或呈相互聚集的斑片状强化，矢状面显示马尾神经向后集拢或集结在一起，位于腰椎管中后部。

消化系统并发症

- 肠套叠
  - ✧ 超声
    - > 横断面见环状低回声区，包绕高低相间混合回声区，或呈一致性高回声的圆形中心（液性暗区），即"同心圆"征或"靶环"征。
    - > 纵切面声像与横切面相似，其套入端呈圆头结构，周围为低回声区，即"套筒"征；外层越厚、回声越低，表明肠套叠处肠管壁水肿越严重。
    - > 回、回结型肠套叠在肠腔液体衬托下可表现为典型的"三环"征，内环为近端套入段，中环为远端套入段，外环为远端肠段。
  - ✧ X线
    - > X线腹部立卧位片为肠套叠患儿灌肠前不可缺少的常规检查。
    - > 可观察有无气腹、肠梗阻以及腹腔积液及术前气体分布情况，对进行空气灌肠诊断及复位判断具有指导作用。
  - ✧ CT
    - > 特征性的"套筒"征和"腊肠"征，肠系膜具有独特的条纹状团样增粗改变。

其他相关综合征

- Reye 综合征

◇ CT

➢ 弥漫性脑水肿较常见（图36-2）。

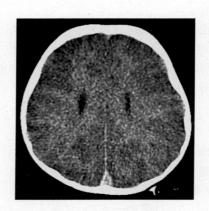

图36-2　Reye 综合征

CT 示双侧大脑半球皮质及皮质下白质
弥漫性低密度影，边缘模糊，双侧侧脑
室稍变小，脑沟变浅

➢ 基底节、脑干和小脑低密度病灶。

➢ 脑室周围白质密度明显降低，呈"蝶翼"状向双侧额叶
及颞叶伸展，再由双侧额叶及颞叶呈"鹿角"样伸入
皮质。

➢ 脑室受压变形。

◇ MRI

➢ 弥漫性脑水肿。

➢ T_1WI、T_2WI 和 FLAIR 未见异常表现，或 T_2WI 基底节、
脑干和小脑高信号病灶。

➢ 弥漫性皮质和白质改变，急性期为 T_2WI 沿皮质层状高
信号，T_1WI 增强扫描可见强化；慢性期 T_1WI 弥漫性皮
质状高信号；同时有白质改变及大脑萎缩。

➢ DWI 多表现为丘脑、中脑和小脑白质高信号病灶。

- 溶血-尿毒综合征
  - ✧ CT
    - ➤ 未见异常表现或基底节、脑干低密度病灶。
    - ➤ 增强扫描示病灶异常强化。
  - ✧ MRI
    - ➤ 病灶多双侧对称,位于基底节、丘脑、小脑、脑干、脑室周围白质、海马、岛叶、外囊等部位。
    - ➤ 基底节病变是溶血-尿毒综合征中枢神经系统受累的典型表现。
    - ➤ T_1WI 病灶多为低信号,T_2WI 和 FLAIR 呈稍高至高信号。
    - ➤ 急性期可伴有出血。
    - ➤ 增强扫描时,部分病灶可强化。
    - ➤ 病变可逆,恢复期病灶消失或范围缩小,信号降低。
    - ➤ 急性期表现为脑室周围白质、基底节、丘脑、半卵圆中心 ADC 值升高或降低,小脑、脑干 ADC 值降低。

鉴别诊断

- 细菌性痢疾,其他凝血性微血管病。

第三十七节　百　日　咳

定义

- 百日咳(Pertussis,whooping cough)是由百日咳杆菌(*Bordetella pertussis*)引起的急性呼吸道传染病。临床特点为阵发性痉挛性咳嗽(痉咳),"鸡鸣"样吸气声及外周血淋巴细胞增多。本病病程较长,未经治疗可迁延 2 ~ 3 个月,故名"百日咳"。
- 《中华人民共和国传染病防治法》规定的乙类传染病。

流行病学

- 传染源:百日咳患者、隐性感染者和带菌者为本病传染源,从潜伏期开始至发病后 6 周内都有传染性,以病初 2 ~ 3 周内

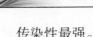

传染病影像学诊断指南

传染性最强。

- 传播途径:呼吸道飞沫传播。
- 易感人群:人群对百日咳普遍易感,5岁以下小儿易感性最高。

临床要点

- 潜伏期为2~21天,一般为7~14天。
- 典型临床病程分为卡他期(前驱期)、痉咳期和恢复期3期。
- 阵发性痉挛性咳嗽、"鸡鸣"样吸气声为本病的特征性表现。
- 并发症
  ◇ 支气管炎及肺炎、肺不张、肺气肿及皮下气肿。
  ◇ 百日咳脑病:本病最严重的并发症,主要发生于痉咳期。

优选路径

- X线和CT是百日咳呼吸系统并发症的主要检查方法。
- MRI是百日咳脑病的首选检查方法。

影像要点

呼吸系统

- X线
  ◇ 无异常表现或仅表现为肺纹理增粗、模糊。
  ◇ 病变进展时表现为双肺门及中下肺野网状及小斑片状模糊影,密度不均匀,可融合成较大的片状阴影(图37-1)。
  ◇ 肺门密度增高,轮廓模糊,结构不清。
  ◇ 肺气肿表现为局限性透光度增高或双肺野透光度增高。
  ◇ 肺不张表现为三角形或窄带状致密影,尖端指向肺门。
  ◇ 肺水肿表现为以肺门为中心、双肺内中带对称分布的密度较淡的斑片状或"蝶翼"状阴影。
  ◇ 囊状或柱状支气管扩张。
  ◇ 痉咳严重时可引起肺泡破裂,形成气胸,表现为肺野外带无肺纹理区。
- CT

188

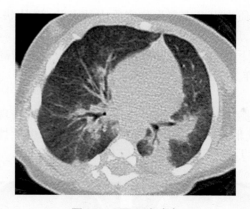

图 37-1 百日咳肺炎
CT 示双肺实变,以左肺为著,左肺可见空气支气
管征。双肺多发小片状磨玻璃样阴影及斑点状
影,支气管血管束增粗

✧ 肺炎早期或轻症病例 HRCT 可见双肺支气管血管束增
 粗,呈不规则改变,可伴有磨玻璃样阴影。较重者可伴有
 小叶性实变,表现为散在的小片状、类三角形实变影,或
 病灶呈弥漫性片状阴影,边缘模糊,亦可融合成大片状实
 变阴影。

✧ 肺气肿时,在小片状实变阴影内可见类圆形的透亮区,大
 小范围不一。

✧ 少量气胸的表现为肺外带无肺纹理的透亮区,其内侧可
 见弧形的脏层胸膜呈细线样软组织密度影。肺组织有不
 同程度的压缩。

中枢神经系统

• CT

✧ 脑水肿和脑缺氧多发生在基底节区,表现为对称性低密
 度影;或为散在分布的低密度影,边缘不清,脑灰、白质界
 限不清,部分脑沟消失。

❖ 脑实质内出血表现为脑实质内的点状、斑片状、圆形高密
　　度影,周围可有宽窄不一的低密度水肿带。

　❖ 蛛膜下腔出血表现为脑沟、脑池消失,密度增高,可呈"铸
　　型"样。

● MRI

　❖ 急性脑水肿和脑缺氧多发生在基底节区,表现为对称性
　　T_1WI 低信号、T_2WI 高信号,也可表现为多灶性或弥漫性
　　片状 T_1WI 低信号、T_2WI 高信号(图 37-2)。

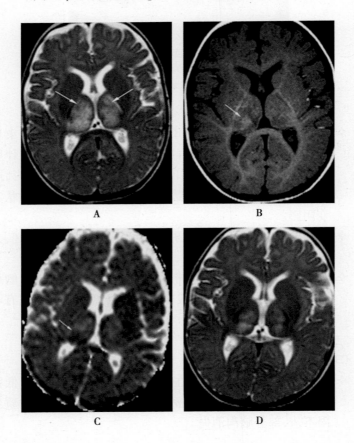

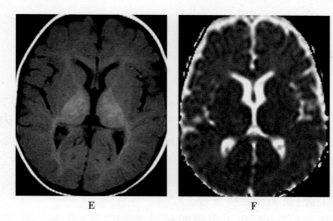

E   F

图 37-2 百日咳脑病

A. 入院后第 3 天, T_2WI 示双侧丘脑、内囊后肢对称性信号增高(箭);B. T_1WI 示右侧丘脑高信号,提示脑出血(箭);C. 双侧丘脑和内囊 ADC 值增高,右侧丘脑在 T_1WI 表现为高信号的区域 ADC 值减低,提示脑出血或细胞毒性脑水肿(箭);D. 1 周后复查, T_2WI 示双侧丘脑病灶信号强度减低,范围缩小;E. T_1WI 示右侧丘脑病灶信号强度未见增高,提示出血有吸收;F. 右侧丘脑 ADC 值增高区域消失(图片引自:Aydin H, et al. 2010. 特此感谢)

- ◇ 在 DWI 上,细胞毒性脑水肿呈现高信号,ADC 值明显降低;而间质性脑水肿则不表现为高信号,病变区 ADC 值常呈轻、中度增高。
- ◇ 急性期血肿, T_1WI 呈等信号, T_2WI 呈稍低信号;亚急性和慢性血肿, T_1WI 和 T_2WI 均表现为高信号。

鉴别诊断

- 急性支气管炎和肺炎,肺门结核,百日咳综合征,其他原因引起的肺不张、肺气肿及支气管扩张。

191

第三十八节　鼠　疫

定义

- 鼠疫(plague)是由鼠疫耶尔森菌(*Yersinia pestis*,鼠疫杆菌)引起的自然疫源性疾病,又称黑死病。临床表现主要为发热、严重毒血症症状、出血倾向、淋巴结肿痛或肺炎等。
- 《中华人民共和国传染病防治法》规定的甲类传染病。

流行病学

- 传染源:鼠类和鼠疫患者。
- 传播途径:动物和人之间的传播主要以鼠、蚤为媒介,即为鼠-蚤-人的传播方式。
- 易感人群:人群普遍易感,无性别和年龄差别。病后可获得持久免疫力。

临床要点

腺鼠疫

- 最常见,占85%~90%,常发生于流行初期。
- 除发热和全身中毒症状外,以急性淋巴结炎为特征。
  - ◇ 腹股沟淋巴结炎最多见,占70%。
  - ◇ 其次为腋下、颈及颌下,多为单侧。
- 流行病学资料结合典型临床表现,一般可作出诊断。

肺鼠疫

- 最严重,多见于流行高峰,起病急骤,发展迅速。
- 患者在起病24~36小时内出现剧烈胸痛、咳嗽、咳痰、呼吸困难和发绀;肺部可闻及少量散在湿啰音;胸部X线呈支气管炎表现。
- 较少的肺部体征与严重的全身症状及病情严重程度不相符。
- 如抢救不及时,患者多于2~3天内因心力衰竭、出血、休克而死亡。

- 临终前患者全身皮肤发绀呈黑紫色,故有"黑死病"之称。
- 流行病学资料、临床表现、影像学表现三者联合,一般可作出诊断。

败血型鼠疫

- 又称暴发型鼠疫,最凶险。
- 患者常突然高热或体温不升,神志不清,谵妄或昏迷。
- 表现为皮肤黏膜出血、鼻出血、呕吐、便血或血尿、弥散性血管内凝血(DIC)和心力衰竭,患者多在发病后 24 小时内死亡,病死率高达 100%。
- 确诊需检出鼠疫杆菌。

轻型鼠疫

- 又称小鼠疫,全身症状轻微。
- 多见于流行初、末期或预防接种者。
- 确诊需检出鼠疫杆菌。

其他少见类型

- 皮肤鼠疫;脑膜脑炎型鼠疫;眼型鼠疫;肠炎型鼠疫;咽喉型鼠疫。
- 确诊需检出鼠疫杆菌。

优选路径

- X 线是肺鼠疫最基本的检查方法。
- CT 是肺鼠疫较理想的检查方法。

影像要点

肺鼠疫

- X 线、CT
  - ◇ 以肺段为中心的出血坏死性炎症,可累及多个肺叶或肺段(图 38-1)。
  - ◇ 团块样病灶,可融合成片,甚至呈"白肺"样改变(图 38-2)。
  - ◇ 经过有效治疗,2 周后症状可明显改善,但肺部阴影吸收缓慢,尤其是出现呼吸衰竭的病例。

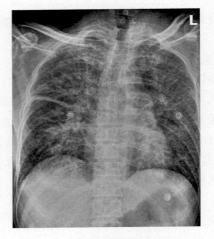

图 38-1　肺鼠疫
X 线胸片示双肺纹理增强、紊乱，双肺野以肺门为中心弥漫分布点絮状高密度阴影，边缘模糊。右侧胸膜走行区见条带状高密度影

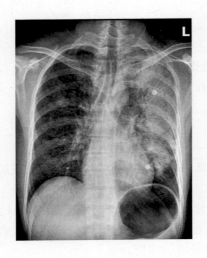

图 38-2　肺鼠疫
X 线胸片示左肺野大片状高密度实变影，密度不均。右肺中野斑片状及片絮状高密度影，边缘模糊，右肺纹理增强、紊乱

鉴别诊断

- 大叶性肺炎,ARDS,钩体病肺出血型,支原体肺炎。

第三十九节 鹦 鹉 热

定义

- 鹦鹉热(psittacosis)又称鸟疫,是由鹦鹉热衣原体(*Chlamydia psittaci*,Cps)感染引起的急性传染病。临床通常以高热、恶寒、头痛、肌痛、咳嗽和肺部浸润性病变等为特征。

流行病学

- 传染源:病鸟和病原携带鸟。患者也可从痰中排出病原体而成为传染源,但非主要传染源。
- 传播途径:呼吸道传播是主要感染途径。
- 易感人群:人群普遍易感,其感染机会与接触鸟类机会的多少有关。

临床要点

肺炎型鹦鹉热

- 发热及流感样症状。
- 肺炎。
- 其他
  ◇ 食欲减退、恶心、呕吐、腹痛、腹泻等消化道症状。
  ◇ 肝、脾大,甚至出现黄疸。
  ◇ 心肌炎、心内膜炎及心包炎。
  ◇ 重者有嗜睡、谵妄、定向力障碍、意识不清等精神、神经症状。

伤寒样或中毒败血症型

- 高热、头痛伴相对缓脉及脾大等;该型患者易发生心肌炎、心内膜炎及脑膜炎等并发症;严重者会出现昏迷及急性肾衰竭,可迅速死亡。
- 病程长,热程可达3~4周,甚至长达数月,复发率可达20%。

优选路径

- X 线和 CT 主要用于肺炎型鹦鹉热的诊断和鉴别诊断。
- CT 和 MRI 主要用于鹦鹉热神经系统相关并发症的诊断。

影像要点

肺炎型鹦鹉热

- X 线
  - ◇ 肺内不同程度的浸润斑片影,位于肺段或肺叶,也可呈扇形自肺门向外放射或呈胸膜下楔形斑片影,下叶较多,密度不均。
  - ◇ 常有弥漫性支气管肺炎或间质性肺炎征象,有时可见粟粒样结节或明显实变,较严重者可累及整个肺叶。
- CT
  - ◇ 磨玻璃样阴影及受累支气管血管束增粗、模糊。
  - ◇ 部分肺内实变结节病灶周围可见环绕磨玻璃样阴影,呈"晕轮"征(图 39-1、图 39-2)。

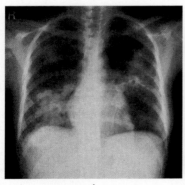 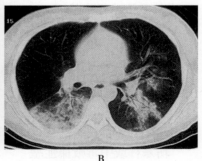

A   B

图 39-1　肺炎型鹦鹉热

A. X 线胸片示双肺浸润影伴空气支气管征;B. 胸部 CT 示双肺多发气腔实变合并磨玻璃样阴影,部分实变小结节影边缘模糊(图片引自:Ito I, et al. 2002. 特此感谢)

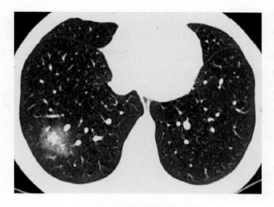

图 39-2　肺炎型鹦鹉热

HRCT 示右肺下叶外基底段可见高密度结节,病灶周围环绕磨玻璃状阴影,呈"晕轮"征,边界清楚(图片引自:Hochhegger B, et al. 2009. 特此感谢)

◇ 病变实变区可见空气支气管征。

鉴别诊断

- 军团菌肺炎,支原体肺炎,病毒性肺炎,SARS。

第四十节　肺　结　核

定义

- 肺结核(pulmonary tuberculosis)是由人型或牛型结核分枝杆菌(*Mycobacterium tuberculosis*, MTB)侵入肺部引起的慢性传染病,约占全身结核病的 90%。
- 《中华人民共和国传染病防治法》规定的乙类传染病。

流行病学

- 传染源:主要是痰涂片或培养阳性的肺结核患者,涂片阳性的肺结核传染性最强。
- 传播途径:结核分枝杆菌主要通过呼吸道传染。经消化道、泌尿生殖系统、皮肤的传播极少见。

- 易感人群：人群普遍对结核分枝杆菌易感。糖尿病、艾滋病、硅沉着病、肿瘤患者以及器官移植、长期使用免疫抑制药物或肾上腺皮质激素者易伴发结核病。

临床要点

- 结核病分类
    - ✧ 原发型肺结核
    - ✧ 血行播散型肺结核
    - ✧ 继发型肺结核
    - ✧ 结核型胸膜炎
    - ✧ 其他肺外结核
- 常见咳嗽、咳痰、咯血、胸痛、呼吸困难等症状。
- 可伴有午后低热、盗汗、乏力、食欲降低、体重减轻、月经失调等。
- 也可有结节性红斑、泡性结膜炎和结核风湿症（Poncet 病）等过敏表现。
- 并发症：咯血，自发性气胸，支气管扩张，肺部继发感染，心力衰竭，呼吸衰竭。

优选路径

- X 线胸片是肺、骨骼结核首选影像检查方法。
- CT 能发现早期和隐蔽结核病灶、全身结核病变，具有重要诊断价值。
- MRI 对神经和骨骼系统结核诊断有优势。

影像要点

    原发型肺结核

- 原发综合征
    - ✧ X 线
        - ➢ 原发病灶：多为单发，表现为上叶尖后段及下叶背段云絮状或类圆形密度增高影。
        - ➢ 淋巴管炎：自原发病灶引向肿大淋巴结的一条或数条

模糊的条索状密度增高影。

➤ 肺门和纵隔淋巴结肿大。

✧ CT

➤ 原发病灶表现为小叶性阴影及腺泡结节影,病灶边缘模糊。

➤ 引流的淋巴管炎呈条索网格状,肺门淋巴结肿大(图40-1)。

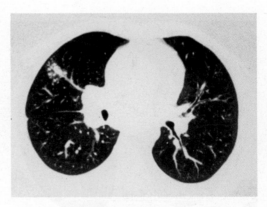

图 40-1 原发综合征

CT 示右肺中叶外侧段可见少量斑点状影,部分融合,右肺门淋巴结增大

➤ 肺叶或肺段的压迫性不张及原发病灶邻近的胸膜改变。

• 胸内淋巴结结核

　　✧ 肺门淋巴结结核

　　　　➤ 肿块型淋巴结结核

　　　　　　◆ 肺门淋巴结肿大,呈结节状、圆形或椭圆形,边缘清楚完整,较大淋巴结相互融合时呈团块状,肿块外缘呈多个分叶似"梅花瓣"样改变。

◆ 密度均匀或不均匀,部分可见钙化灶。

◆ CT 增强扫描可见均匀轻度强化,或环形强化,或分隔状强化(图 40-2)。

➤ 炎症型淋巴结结核

◆ 具备肿块型淋巴结肿大的影像学特点。

◆ 部分边缘毛糙不齐或模糊不清楚,淋巴结周围出现渗出性炎性病变。

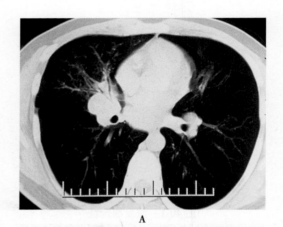

A

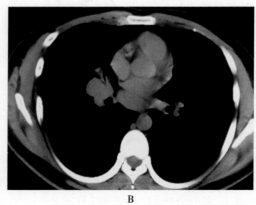

B

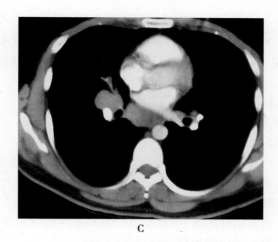

C

图40-2 胸内淋巴结结核

A、B. CT平扫示右下肺门肿大淋巴结呈结节状影,相邻右中间段支气管通畅;C. 增强扫描示肺门大血管呈均匀一致强化,与其相邻结节状无强化淋巴结明显区分。右肺中叶少许阻塞性肺炎

- ◆ 相邻支气管受侵时可见支气管壁增厚、狭窄等征象。

✧ 纵隔淋巴结肿大

➢ CT

- ◆ 多位于气管旁区和气管支气管区,以右侧多见。
- ◆ 淋巴结边界可清楚光滑,也可不清楚,多个淋巴结融合成不规则团块状,位于纵隔内大血管之间。
- ◆ 多数淋巴结密度均匀。
- ◆ CT增强显示较小淋巴结常均匀性强化,较大淋巴结多为周边不规则厚壁强化、薄壁环状强化及分隔状强化。

➢ MRI

- ◆ T_1WI、T_2WI 呈等信号,其内可见斑片状 T_1WI 稍低

信号、T$_2$WI 稍高信号影。
- ◆ MRI 增强表现为结节状、环状、分隔状或不均匀强化;其中,中央无强化、周边环状及分隔强化具有一定特征及较高的诊断价值。

血行播散型肺结核

- 急性血行播散型肺结核
  - ◇ X 线、CT
    - ➢ 两肺广泛均匀分布的粟粒,病灶分布均匀、大小均匀和密度均匀,即所谓"三均匀"。
    - ➢ 肺间质粟粒结节影直径为 1~3mm。
    - ➢ 磨玻璃样阴影,粟粒结节合并局限性磨玻璃样阴影,密度较淡边缘模糊。
    - ➢ 小叶间隔增厚及小叶内网状影,多与磨玻璃样阴影并存。
    - ➢ 簇集分布的薄壁囊腔影。
    - ➢ 小叶中心分支影及"树芽"征(图 40-3)。

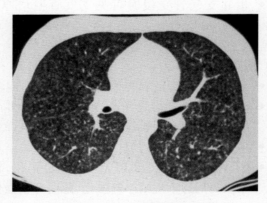

图 40-3　急性血行播散型肺结核
CT 示双肺弥漫分布的粟粒状影,其病灶大小、密度一致,分布均匀

- 亚急性和慢性血行播散型肺结核
  - ➢ "三不均匀",即大小不一,从粟粒至直径 1cm 左右;密度不一,渗出、增殖或钙化灶;分布不一,旧病灶大都位于肺尖和锁骨下区,新病灶大都位于肺下野。
  - ➢ 病灶之间或患肺下部可见代偿性肺气肿(图 40-4)。

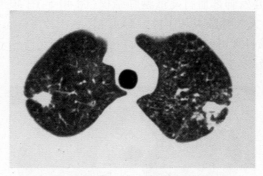

图 40-4　亚急性血行播散型肺结核
CT 示双肺弥漫分布粟粒样结节影,结节大小和密度不均匀,双肺上叶部分病灶融合

继发型肺结核

- 浸润性肺结核
  - ✧ CT
    - ➢ 好发于上叶尖后段,下叶背段。
    - ➢ 绝大多数为多发病灶。
    - ➢ 渗出性病灶表现为云絮状影,密度均匀或不均匀,边缘模糊。
    - ➢ 增殖性病灶为斑点状、小结节状、斑块状影,密度较高,边缘较清楚。
    - ➢ 病变内可出现干酪样坏死,形成低密度半透明区或出现空洞。空洞周围可见斑点状、小结节状影,即"卫星病灶"。

➢ 钙化性病灶。
➢ 纤维性病灶表现为条索状影或星芒状影,密度较高,边缘毛糙。
➢ 病变变化缓慢。
➢ 同时伴有胸腔积液。
➢ 并发肺部血行播散型肺结核(图40-5,图40-6)。
• 结核性大叶性肺炎和干酪性肺炎
  ◇ 结核性大叶性肺炎
    ➢ 好发于肺上叶尖后段。

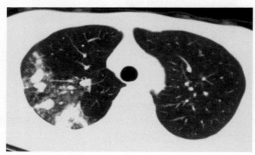

A

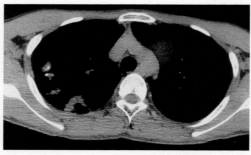

B

图40-5 浸润性肺结核

A、B. CT 示右肺上叶斑点状、小结节状和斑片状影,
其中右上叶尖段病灶内可见钙化灶

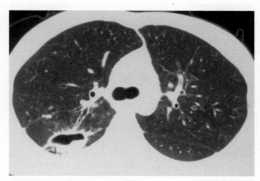

A

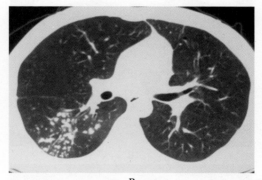

B

图 40-6 浸润性肺结核

A、B. CT 示右肺上叶后段一透光区,其与肺门方向
可见双轨状引流支气管;该透光区周围可见斑点状
卫星病灶,右肺下叶可见斑点状支气管播散病灶

- ➢ 病变呈大片状阴影,分布于肺段或肺叶。可见空气支
气管征。
- ➢ 病变进展较快,病灶常发生融合。
- ➢ 病变同侧或对侧肺野内发现散在、多形态的斑点状、小
结节状或斑片状的结核病灶对诊断有很大帮助(图
40-7)。

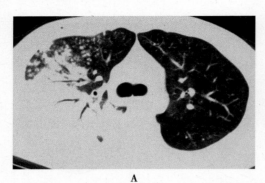

A

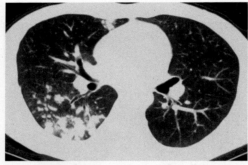

B

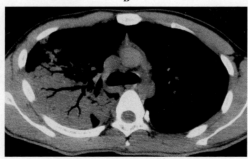

C

图 40-7　结核性大叶性肺炎

A～C. CT 示右肺上叶大片状实变,其内可见空气支
气管征,病变边缘模糊同时伴有小斑片状、斑点状
影,右肺中下叶可见小斑片状、斑点状影

◇ 干酪性肺炎

   ➢ CT

      ◆ 大片云絮状中等密度实变影,以肺上叶多见。

      ◆ 大片实变区内可见广泛多发、大小不一的虫蚀状低密度半透明区或透亮区。病变恶化,"虫蚀"状空洞扩大并互相融合,导致巨大空洞。

      ◆ 同侧或对侧肺野可见支气管播散病灶。

      ◆ 小叶性干酪性肺炎常可见在一侧或两侧肺上叶或下叶背段呈多发性、散在分布的小片状、小结节状,小片状阴影可融合成片状阴影。

      ◆ 中后期肺叶体积缩小,相邻胸膜增厚。

   ➢ MRI

      ◆ 干酪样坏死病灶在 T_1WI 上呈中等或略低信号,在 T_2WI 上呈不均匀高信号。

      ◆ 增强扫描示病灶无强化,如周边伴有纤维或肉芽组织可出现强化。

● 肺结核球

  ◇ 结核球是指肺部结核干酪性病灶被纤维组织所包围而成的球形病灶。

  ◇ 好发于上叶尖后段和下叶背段。

  ◇ 病灶多为单发,2cm 以上,呈圆形或椭圆形。

  ◇ 病灶轮廓清楚整齐,切迹及分叶少见。

  ◇ 病灶密度可均匀,也可不均匀。

  ◇ 病灶附近有卫星病灶。

  ◇ 可有遗留的引流支气管影。

  ◇ 典型钙化表现为成层的环形或散在斑点状。

  ◇ 增强扫描可见包膜线样强化。

● 慢性纤维空洞型肺结核

  ◇ 上叶尖后段或下叶背段可见形状不规则的纤维性空洞,

周围有广泛的条索影,局部肺容积缩小,常使患侧肺门上提,肺纹理显垂柳状;气管和纵隔向患侧移位。

◇ 同侧或对侧上中肺野常见新旧不一的结核病变。

◇ 患侧中下肺及对侧肺野常见支气管播散病灶。

◇ 未被侵及的肺野呈代偿性肺气肿。

◇ 患侧胸膜增厚、粘连,局部肋间隙变窄,胸廓塌陷。

◇ 继发性支气管扩张。

结核性胸膜炎

- 结核性干性胸膜炎
    ◇ CT
        ➤ 胸膜肥厚。
    ◇ MRI
        ➤ T_1WI 为线条状中等或低信号影,T_2WI 为较高或高信号影。

- 结核性渗出性胸膜炎
    ◇ 游离性胸腔积液
        ➤ X 线
            ◆ 积液量在 250 ~ 300ml 以上时,立位 X 线片可见患侧肋膈角变钝、变浅。
            ◆ 中等量积液表现为积液上缘呈外高内低的弧线状阴影,上部密度较淡,下部呈较高密度的均匀致密影,膈肌形态与轮廓完全消失。
            ◆ 大量胸腔积液表现为积液上缘达第 2 肋前端以上,患侧肺野呈均匀致密阴影,肋间隙增宽,横膈下降,纵隔向健侧移位。
        ➤ CT
            ◆ 少量:后胸壁内侧与胸壁平行一致的弧形窄带状液体密度影,边缘光滑整齐。
            ◆ 中量:后胸壁内侧新月形的液体密度影,密度均匀,边缘整齐,局部肺组织轻度受压。

◆ 大量:整个胸腔为液体样密度影占据,肺被压缩于肺门呈软组织影。

✧ 局限性胸腔积液

➢ 包裹性胸腔积液

◆ 多发生于下部胸腔的侧后胸壁内侧缘,多数近胸壁处基底较宽,不随患者体位变化而改变。

◆ X 线切线位片上呈半圆形或称为"D"字形,自胸壁向肺野突出,边缘清楚光滑,其上下缘与胸壁的夹角呈钝角。

◆ CT 表现为自胸壁向肺野内突出的凸透镜形液体密度影,边缘光滑,邻近胸膜多有增厚,形成胸膜尾征。局部肺组织可受压。

➢ 叶间积液

◆ 在 X 线侧位片上,典型表现是位于叶间裂部位的梭形阴影,密度均匀,边缘清楚。

◆ CT 表现为叶间少血管区内片状或带状的高密度影,有时呈梭状或球形,呈液体密度。

◆ MRI 可多方位显示积液形态和积液信号特点。

➢ 肺底积液

◆ 右侧较多见,其影像学表现可随体位变化而不同。

◆ 在立位 X 线片上表现为积液侧膈面升高,膈顶最高点向外侧移位,位于外 1/3 处。

◆ 卧位摄片时,由于液体弥散至一侧胸腔内,致使该侧肺野密度普遍增高,而真正的膈肌位置显示正常。

鉴别诊断

● 结核性大叶性肺炎和干酪性肺炎需与大叶性肺炎鉴别。

● 浸润性肺结核需与支气管肺炎、支原体肺炎、过敏性肺炎等鉴别。
- 血行播散型肺结核需与间质性肺炎鉴别。
- 结核性空洞需与肺脓肿、支气管扩张鉴别。
- 肺结核球需与周围型肺癌、肺转移瘤、肺错构瘤、结节病等鉴别。

第四十一节 猩 红 热

定义
- 猩红热(scarlet fever)是由 A 组 β 型溶血性链球菌(group A β-hemolytic *Streptococcus*)感染引起的急性呼吸道传染病,其临床特征为发热、咽峡炎、全身弥漫性鲜红色皮疹和皮疹消退后的明显脱屑。
- 《中华人民共和国传染病防治法》规定的乙类传染病。

流行病学
- 传染源:主要为猩红热患者和带菌者,自发病前 24 小时至疾病高峰时期传染性最强。
- 传播途径:主要经空气飞沫直接传播。
- 易感人群:人群普遍易感。

临床要点
- 潜伏期为 1~7 天,多数为 2~3 天。
- 起病多急骤,以发热、咽峡炎和皮疹为主要临床表现。
- 皮疹
  - 发热后 24 小时内开始发疹,始于耳后、颈部及上胸部,然后迅速遍及全身。
  - 典型的皮疹为均匀分布的弥漫充血性针尖大小的丘疹,压之褪色,伴有痒感。
  - 皮疹于 48 小时达高峰,然后按出疹顺序开始消退,2~3 天内完全消退,但重者可持续约 1 周。

- 并发症
  ◇ 感染性并发症:中耳炎、淋巴结炎、支气管肺炎等。
  ◇ 中毒性并发症:中毒性心肌炎、肾炎等。
  ◇ 变态反应性并发症:急性肾小球肾炎、风湿病、链球菌感染后反应性关节炎等。

优选路径
- X 线和 CT 是猩红热并发支气管肺炎的主要影像学检查方法。

影像要点

支气管肺炎

- X 线
  ◇ 病变多见于两肺中下野内、中带。
  ◇ 病灶沿支气管分布,呈斑点状或斑片状密度增高阴影,边缘较淡且模糊不清,病变可融合成片状或大片状(图 41-1)。

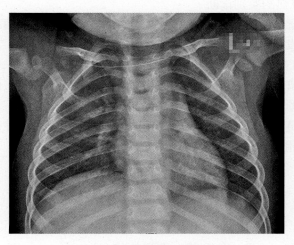

图 41-1 猩红热并发支气管肺炎
X 线胸片示双肺纹理增多、模糊,右侧中上肺野内带见散在小斑片影

◇ 支气管炎性阻塞时,在病区内可见三角形肺不张的致密影,相邻肺野有代偿性肺气肿表现。

◇ 病变累及胸膜时,可见胸腔积液。

- CT

◇ 支气管血管束增粗。

◇ 病变散发,可呈边缘模糊斑片影、小片状实变影,或融合成较大的片状影。

◇ 小片状实变影周围常伴阻塞性肺气肿或肺不张,阻塞性肺不张的邻近肺野可见代偿性肺气肿表现。

链球菌感染后反应性关节炎

- X 线

◇ 膝、髋、踝及骶髂关节囊性吸收及轻度骨质增生。

◇ 关节间隙不对称狭窄。

鉴别诊断

- 猩红热的鉴别诊断

◇ 猩红热皮疹与麻疹、风疹、药疹、金黄色葡萄球菌感染等发疹性疾病相鉴别。

- 猩红热相关并发症的鉴别诊断

◇ 支气管肺炎需与单纯型肺嗜酸性粒细胞增多症、肺炎支原体肺炎相鉴别。

◇ 链球菌感染后反应性关节炎需与风湿热、反应性关节炎相鉴别。

第四十二节　梅　毒

定义

- 梅毒(syphilis)是由苍白密螺旋体(*Treponema pallidum*,TP)引起的慢性、系统性性传播疾病,其临床表现复杂,早期侵犯生殖器和皮肤,晚期可侵犯心血管、神经、骨骼、眼等多种脏器,产生各种相应的症状和体征。

- 《中华人民共和国传染病防治法》规定的乙类传染病。

流行病学

- 传染源:梅毒患者是唯一的传染源。
- 传播途径:性接触是梅毒的主要传播途径,约占95%以上。
- 易感人群:成年男女普遍易感,胎儿可经胎盘或产道感染。

临床要点

获得性梅毒

- 一期梅毒
  - ◇ 硬下疳。
  - ◇ 硬化性淋巴结炎。
- 二期梅毒
  - ◇ 梅毒疹、扁平湿疣、梅毒性脱发和黏膜损害。
  - ◇ 骨关节损害包括骨膜炎、关节炎、骨髓炎等。
  - ◇ 眼损害最为常见,包括虹膜炎、虹膜睫状体炎、脉络膜炎、视网膜炎等。
  - ◇ 神经损害主要有无症状神经梅毒、梅毒性脑膜炎和脑血管梅毒。无症状神经梅毒仅有脑脊液异常。
- 三期梅毒
  - ◇ 结节性梅毒疹和梅毒性树胶肿。
  - ◇ 骨梅毒侵犯胫骨可形成"佩刀胫"。
  - ◇ 心血管梅毒。

先天性梅毒

- 早期先天梅毒
  - ◇ 多发病于2岁以内。
  - ◇ 口周及肛周常形成皲裂,愈后形成放射状瘢痕,具有特征性。
  - ◇ 骨梅毒较为常见,可表现为骨软骨炎、骨髓炎、骨膜炎及梅毒性指炎等,引起肢体疼痛、活动受限,状如肢体麻痹,称梅毒性假瘫。

- 晚期先天梅毒
  ◇ 5～8 岁发病常见,主要侵犯眼、牙、神经系统等,心血管梅毒罕见。
  ◇ 皮肤黏膜梅毒以树胶肿多见。
  ◇ 骨梅毒以骨膜炎多见,可形成"佩刀胫"和 Clutton 关节。
  ◇ 神经梅毒以脑神经损害为主。
  ◇ 哈钦森三联症:基质性角膜炎、哈钦森牙和神经性耳聋。
- 先天潜伏梅毒
  ◇ 无临床症状的先天性梅毒,梅毒血清学试验阳性。

潜伏梅毒

- 凡有梅毒感染史,但无临床症状或临床症状已消失,除梅毒血清学阳性外无任何阳性体征,并且脑脊液检查正常者称为潜伏梅毒。

并发症

- 骨梅毒
  ◇ 干骺炎、骨膜炎和骨髓炎,以干骺炎为主要改变。
  ◇ 皮疹多见。
  ◇ 常有角膜炎、耳聋、"马鞍鼻"、"佩刀胫"等表现。
  ◇ 关节肿胀、行走困难,甚至可造成患儿发育障碍、智力低下。
  ◇ 梅毒性关节炎可表现为关节肿胀积液,关节间隙增宽。继之关节间隙变窄,骨性关节面模糊、中断、消失。累及骨端向骨干广泛骨质增生与破坏。
- 神经梅毒
  ◇ 梅毒性脑膜炎表现为发热头痛、恶心、呕吐、精神异常、脑膜刺激征阳性及脑神经损伤。
  ◇ 脑膜血管梅毒典型表现为弥漫性脑炎合并局灶性神经系统损害。

◇ 脑实质型梅毒包括麻痹性痴呆与脊髓痨,表现为感觉异常、反射消失及共济失调等,特征性表现为下肢腱反射消失及深感觉障碍。

◇ 树胶样肿型神经梅毒包括脑树胶样肿和脊髓树胶样肿。

- 心血管梅毒

◇ 绝大多数心血管梅毒发生在后天性梅毒患者,是晚期梅毒重要的致死原因之一。

◇ 分型:单纯性梅毒性主动脉炎、梅毒性主动脉瓣关闭不全、梅毒性主动脉瘤、梅毒性冠状动脉口狭窄、梅毒性心肌树胶肿。

优选路径

- 超声为心血管梅毒常用的检查方法。
- 骨骼 X 线检查对于先天性骨梅毒具有较高的敏感性和特异性,胸部 X 线检查也可辅助诊断心血管梅毒。
- CT 常用于心血管梅毒、神经梅毒的诊断。
- MRI 主要用于了解神经梅毒的病变位置、范围及程度等。

影像诊断

骨梅毒

- X 线

◇ 干骺炎

➢ 钙化带增宽,边缘呈高密度锯齿状改变,密度不均匀增高。

➢ 病情进展,先期钙化带毛糙,其下方出现透亮带与致密线,构成"夹心饼"征。

➢ 肉芽组织形成,干骺端出现一侧骨质破坏缺损,边缘较清,称为"猫咬"征。

➢ 双侧胫骨上端内侧、股骨下端内侧干骺端出现对称性骨质破坏,破坏区周围伴有不规则密度增高的骨质增生,称为 Wimberger 征。

◇ 骨膜炎

➤ 与长骨骨干平行的线条状、分层状或包壳状骨干骨膜增厚(图42-1)。

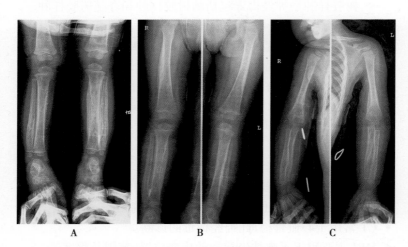

图 42-1　梅毒性干骺炎,梅毒性骨膜炎

A. X 线示双侧胫腓骨对称性的骨质变形,层状骨膜反应,髓腔内见虫蚀样骨质破坏及不规则骨质密度增高,右侧明显,左侧胫骨皮质略增厚。骨骺线处密度增高。周围软组织肿胀;B. 双侧股骨略呈镰刀样弯曲,股骨外侧皮质增厚,其内可见低密度,层状骨膜反应,右侧明显。干骺端斑片状低密度;C. 双侧尺桡骨对称性的骨骼变形,层状骨膜反应,髓腔内及干骺端骨质破坏,周围软组织肿胀

➤ 部分骨膜明显增厚形成"石棺"征。

➤ 部分增厚的骨膜与骨干融合使骨干增粗。

◇ 骨髓炎

➤ 局限性虫蚀样骨皮质破坏并伴有较广泛的骨质增生硬化,骨膜增厚,髓腔消失,常无死骨形成,多与干骺端炎或骨膜炎同时存在。

➤ 骨干内大小不等的透亮区。

神经梅毒

- CT
  - ◇ 脑脊膜梅毒多无异常病变,增强扫描有时可见脑膜呈线状强化。
  - ◇ 脑实质型梅毒
    - ➤ 早期脑实质呈广泛低密度改变,伴有脑水肿。
    - ➤ 晚期皮质呈弥漫性萎缩表现。
- MRI
  - ◇ 脑脊膜梅毒
    - ➤ 脑膜及脑表面呈弥漫性、线样 T_1WI 低或等信号、T_2WI 高信号,增强扫描明显强化。
    - ➤ 邻近脑组织肿胀,脑池脑沟增宽。
  - ◇ 脑膜血管梅毒
    - ➤ 梗死灶表现为典型的 T_1WI 低信号、T_2WI 高信号。
    - ➤ 增强扫描病灶呈斑片样及皮质脑回样强化。
  - ◇ 脑实质型梅毒
    - ➤ 双侧额、颞叶不同程度萎缩,以前部明显。
    - ➤ 双侧脑室对称性扩大。
  - ◇ 树胶样肿型神经梅毒
    - ➤ T_1WI 显示病灶中心的干酪样坏死为低信号或等低混杂信号,周围为较大面积水肿造成的低信号区,有占位效应。
    - ➤ 增强扫描示病灶不规则环形强化,邻近脑膜强化代表脑膜受累(图 42-2)。

心血管梅毒

- 超声
  - ◇ 梅毒性主动脉炎可见主动脉扩张、主动脉瓣反流及左心室增大。
  - ◇ 梅毒性主动脉瓣关闭不全可见主动脉环异常扩大,升主

217

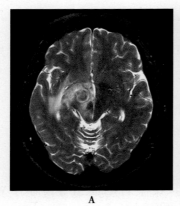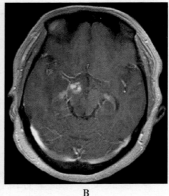

A   B

图 42-2　树胶样肿型神经梅毒

A. MRI T$_2$WI 横断面示右侧中脑大脑脚类圆形高信号,其内信号混杂不均,病灶中心呈稍低信号,周围可见大片状高信号水肿区,中线结构略向左侧偏移;B. 增强扫描可见病灶明显强化,边界清楚,脑膜轻度强化(图片由天津市第一中心医院放射科 夏爽 提供,特此感谢)

　　　动脉扩张,主动脉瓣不同程度反流。

- CT
  - ✧ 梅毒性主动脉瘤表现为囊状及梭形的主动脉瘤影。
- 冠状动脉造影
  - ✧ 梅毒性冠状动脉口狭窄主要累及冠状动脉口近端。
  - ✧ 冠状动脉造影检查能明确冠状动脉形态及其阻塞性病变的位置、程度和范围,是目前唯一能直接观察冠状动脉形态的诊断方法。

鉴别诊断

- 神经梅毒需与脑梗死、脑萎缩、脑肿瘤、结核球等鉴别。
- 心血管梅毒
  - ✧ 梅毒性主动脉炎需与动脉粥样硬化相鉴别。
  - ✧ 梅毒性主动脉瘤应与纵隔内肿块,如中心型肺癌、淋巴瘤、胸骨后甲状腺等鉴别。

- 先天性骨梅毒需与晚发型先天性骨梅毒、先天性佝偻病、化脓性骨髓炎等鉴别。

第四十三节　伤寒和副伤寒

定义

- 伤寒(paratyphoid fever)和副伤寒(typhoid fever)是由伤寒沙门菌(*Salmonella typhi*)和副伤寒沙门菌(*Salmonella paratyphi*)引起的急性消化道传染病。
- 《中华人民共和国传染病防治法》规定的乙类传染病。

流行病学

- 传染源:伤寒和副伤寒患者及带菌者。
- 传播途径:粪-口是主要的传播途径。
- 易感人群:人群普遍易感,副伤寒在儿童中发病率较高。

临床要点

　伤寒

- 初期
    - ◇ 多数起病缓慢,发热,体温呈现阶梯样上升,发热前畏寒。
    - ◇ 全身不适、乏力、食欲减退、腹部不适,病情逐渐加重。
- 极期
    - ◇ 持续高热,持续时间为 10 ~ 14 天。
    - ◇ 食欲减退明显,腹胀;缓脉和重脉,精神恍惚,听力减退;重症患者可有谵妄、昏迷或脑膜刺激征。
    - ◇ 肝脾大,玫瑰疹,肠出血和肠穿孔。
- 缓解期
    - ◇ 体温下降,肝脾回缩,症状减轻。
- 恢复期
    - ◇ 体温正常,症状消失,食欲恢复。

副伤寒

- 副伤寒甲、乙病情较轻,病程较短。
- 副伤寒丙较复杂,表现为急性胃肠炎或脓毒血症。

优选路径

- 超声:主要用于腹部脏器如肝脏、胆囊、脾脏等病变的检查。
- X线:了解有无合并肺炎及其他肺部病变;腹部立位平片可用以排除有无肠梗阻、肠穿孔等。
- CT和MRI:进一步明确肠穿孔、出血,脓肿形成,脑干脑炎,骨髓炎,肾盂肾炎等疾病的诊断。

影像要点

腹部脏器

- 超声
  - ◇ 肠壁增厚,末端回肠和盲肠为主,结构显示完整。
  - ◇ 肠系膜淋巴结增大,边缘清楚,实质低回声。
  - ◇ 脾脏增大,实质结构回声正常,少部分脾脏可见脓肿或梗死形成。
  - ◇ 胆囊扩张,壁增厚,少数可见胆汁淤积及胆囊壁溃疡形成。
  - ◇ 肝脏增大,肝脏实质结构回声正常。
- CT
  - ◇ 肠壁环形增厚,以回肠末端为著,肠系膜淋巴结增大,可见腹腔积液,肠穿孔、出血及脓肿形成。
  - ◇ 脾脏弥漫性增大,部分密度不均,可见片状低密度灶,提示脾脏脓肿或梗死形成(图43-1,图43-2)。
  - ◇ 肝脏轻中度增大(图43-3)。
  - ◇ 胆囊壁均匀增厚,增强扫描为均匀低密度。

肺部感染

- CT
  - ◇ 肺间质为主,支气管血管束增粗,小叶内间隔和小叶间隔

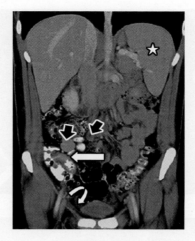

图 43-1　伤寒腹部器官(回肠、脾脏)及淋巴结病变
腹部 CT 示回肠末端管壁增厚(白箭),肠系膜淋巴结增大(黑箭),脾脏增大(星号)和积液(白弯箭)

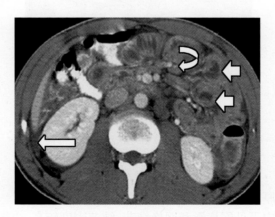

图 43-2　伤寒患者累及空肠及淋巴结
CT 示空肠管壁增厚(短箭),淋巴结增大(弯箭)和腹腔积液(长箭)

221

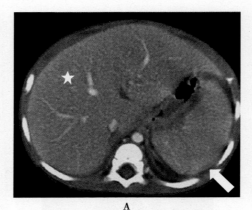

图 43-3 伤寒腹部器官(肝脏、脾脏、胆囊)病变
A、B. CT 示肝脏增大(星号),脾脏增大(白箭);
胆囊壁增厚(弯箭)和腹腔积液(黑箭)(图
43-1~图 43-3 引自:Hennedige T, et al. 2012. 特
此感谢)

增厚。

◇ 肺内可见网格影和网格结节,结节密度较高,边缘清楚。

鉴别诊断

● 肝硬化,小肠克罗恩病,小肠结核。

第三章 寄 生 虫 病

第四十四节 丝 虫 病

定义

- 丝虫病(filariasis)是丝虫寄生于淋巴组织、皮下组织或浆膜腔所致的寄生虫病。
- 目前已知的寄生于人体的丝虫有8种,我国流行的有班氏丝虫及马来丝虫。
- 《中华人民共和国传染病防治法》规定的丙类传染病。

流行病学

- 传染源:微丝蚴血症者为班氏丝虫唯一的传染源(包括患者和无症状带虫者)。马来丝虫除感染人外,还可寄生在猫、犬、猴等哺乳动物体内。
- 传播途径:通过蚊虫叮咬传播。
- 易感人群:人群普遍易感,以20~25岁人群的感染率与发病率最高。

临床要点

  急性期

- 淋巴结炎和淋巴管炎
   ◇ 不定时周期性发作的腹股沟和腹部淋巴结肿大、疼痛。
   ◇ 继之淋巴管肿胀、疼痛,沿大腿内侧向下蔓延,即逆行性淋巴管炎。

◇ 每月或数月发作 1 次,一般持续 1～3 天。
- 丝虫热:周期性发热,伴畏寒、寒战,体温可达 40℃。
- 精囊炎、附睾炎、睾丸炎:主要见于班氏丝虫病。
- 热带肺嗜酸性细胞浸润综合征(tropical pulmonary eosinophilia,
  TPE)
    ◇ 畏寒、发热、咳嗽、哮喘、淋巴结肿大等。
    ◇ 痰中有嗜酸性粒细胞和夏科-莱登晶体。
    ◇ 外周血嗜酸性粒细胞增多,占白细胞总数 20%～80%。
- 血液中找到微丝蚴是诊断早期丝虫病的主要依据。
  慢性期(淋巴阻塞性病变期)
- 淋巴结肿大和淋巴管曲张。
- 鞘膜腔积液:多见于班氏丝虫病。
- 乳糜尿:班氏丝虫病晚期的主要表现之一。
- 淋巴水肿与象皮肿:象皮肿常发生于下肢,易继发细菌感染,
  形成慢性溃疡。
- 其他:乳房丝虫结节、丝虫性心包炎、丝虫性关节炎等。
  并发症
- 易继发细菌感染,表现为寒战、高热、毒血症状。

优选路径
- 超声:评估淋巴结肿大、淋巴管扩张和鞘膜积液的程度,对丝
  虫病淋巴水肿的病因诊断和疗效随访具有意义,并可在超声
  引导下穿刺活检。
- 淋巴管造影:可明确淋巴管扩张程度。
- X 线和 CT:主要用于丝虫病肺部及关节病变的诊断。
- MRI:主要用于丝虫病中枢神经系统病变及丝虫性淋巴水肿
  的诊断。

影像要点
  急性播散性脑脊髓炎
- MRI
    ◇ 双侧半卵圆中心多发类圆形病灶,T_1WI 呈低信号,T_2WI

呈高信号。

◇ 增强后病灶轻度强化。

◇ 病灶无周围水肿和占位效应。

◇ DWI 显示多数病灶扩散受限,病灶边缘呈环形高信号,信号较均匀。

淋巴系统

- 超声

  ◇ 淋巴结明显增大,呈囊性改变。

  ◇ 出现丝虫性淋巴管炎时,扩张淋巴管中可见丝虫蠕动,药物治疗后蠕动可减弱甚至消失。

  ◇ 出现丝虫性淋巴水肿时,皮肤结构层次不清,皮肤、皮下组织及深筋膜均增厚,膜下肌肉组织模糊,皮下组织回声发生改变,并有不同程度的裂隙及积液,皮下组织增厚区内基本无血流信号显示。

- MRI

  ◇ T_2WI 显示象皮腿皮下广泛的淋巴系统扩张呈粗网状高信号改变。

呼吸系统

- 肺梗死

  ◇ 为丝虫在肺静脉停留所致。

  ◇ 最常见为小于 3cm 的孤立肺结节。

- 热带肺嗜酸性细胞浸润综合征

  ◇ 过敏反应所致的肺部病变。

  ◇ X 线可见肺纹理增粗和广泛粟粒样斑点状阴影。

  ◇ 典型的 TPE 表现为双侧中上肺野浸润,周边部更明显。

  ◇ 不典型表现包括肺内空洞形成、小斑片状炎性渗出以及胸腔积液等,偶有大片肺炎改变。

阴囊炎

- 超声

◇ 实性病灶常呈曲线状高回声结构,实时扫描可见无规律扭动或闪烁的蛇形运动,即"丝虫舞蹈症"(ftleria dance sign)。

◇ "丝虫舞蹈症"可提示病原体活性,动态监测其活性可评估杀虫治疗的效果。

◇ 鞘膜积液。

乳腺丝虫病

- 乳腺钙化具有特征性。
- 钙化呈中空管状改变,簇状分布,主要位于乳晕周围和乳腺后部,与乳腺导管走行不一致。
- 实时超声可显示乳腺肿块的"丝虫舞蹈症"。
- 呈乳腺小叶增生改变者超声表现为弱回声团块,无包膜,边界清晰。

丝虫性心包炎

- X 线
  ◇ 心脏向两侧扩大,呈三角形"烧瓶"状。

丝虫性关节炎

- X 线
  ◇ 膝关节周围软组织肿胀,关节间隙增宽。

鉴别诊断

- 细菌性淋巴管炎,象皮肿,附睾结核,肺结节和肺炎,乳腺疾病。

第四十五节　包　虫　病

定义

- 包虫病(hydatidosis,hydatid disease)又称棘球蚴病,是由棘球绦虫的幼虫寄生于人体引起的人畜共患寄生虫病。
- 我国主要有细粒棘球蚴绦虫(*Echinococcus granulosus*)幼虫所

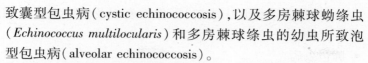

致囊型包虫病(cystic echinococcosis),以及多房棘球蚴绦虫
(*Echinococcus multilocularis*)和多房棘球绦虫的幼虫所致泡
型包虫病(alveolar echinococcosis)。

- 《中华人民共和国传染病防治法》规定的丙类传染病。

流行病学

- 传染源:家犬是细粒棘球绦虫的终宿主,也是最主要的传
染源。
- 传播途径:主要通过犬、羊或犬、牛之间的相互传播来完成每
一个生活循环周期。人只是在这一循环过程中偶然被感染
致病。
- 易感人群:牧区牧民、农民或皮毛工人、城市居民养犬者。

临床要点

- 肝包虫病
  ◇ 肝区不适,隐痛或胀痛,肝大,表面隆起。
  ◇ 可触及表面光滑并可随呼吸移位的无痛性包块。
  ◇ 叩诊包块有震颤感,即"包虫囊震颤征"(hydatid-thrill)。
  ◇ 合并感染时可类似肝脓肿。
  ◇ 破入腹腔可引起弥漫性腹膜炎及过敏反应,重者可发生
  过敏性休克。
  ◇ 泡状棘球蚴易被误诊为肝癌。
- 肺包虫病
  ◇ 早期无明显自觉症状,常在体检时被发现。
  ◇ 胸部隐痛或刺痛、刺激性咳嗽、咯血等。
  ◇ 包虫囊穿破支气管时,可咳出粉皮样囊壁和囊砂。
  ◇ 继发感染时可有高热、胸痛、咳脓痰。
- 脑包虫病
  ◇ 发病率低,多见于儿童,顶叶常见,多伴有肝、肺包虫病。
  ◇ 临床症状为头痛、视神经乳头水肿等颅内压增高症状,常
  伴有癫痫发作。

◇ 诊断需结合临床表现、影像学表现及实验室检查综合判断。

- 脾包虫病
  ◇ 左上腹坠胀不适,病变压迫胃底及大弯侧。
  ◇ 进食后腹胀、恶心、呃逆、食欲减退等消化道症状。
  ◇ 叩诊可有"包虫囊震颤"征。

- 肾包虫病
  ◇ 腰部隐痛、坠胀不适。
  ◇ 病程久者,常因上腹部或腰部无意中摸到无痛性包块而就诊。

- 腹、盆腔包虫病
  ◇ 腹、盆腔包虫分原发性和继发性;其中继发性多见,多继发于肝包虫破裂或肝包虫手术。
  ◇ 临床常见腹胀、腹部坠痛、食欲减退和消瘦。
  ◇ 病变压迫肠道可导致慢性机械性不完全肠梗阻。
  ◇ 病变压迫膈肌使其抬高、活动受限,致患者出现呼吸急促,甚至不能平卧。
  ◇ 病变压迫下腔静脉时,患者可出现下肢水肿。
  ◇ 盆腔包虫压迫直肠和膀胱,患者可出现排便或排尿症状。

- 骨包虫病
  ◇ 无痛性包块或仅有局部酸胀痛,常常被误诊为软组织慢性疼痛性疾病。

- 其他部位包虫病
  ◇ 眼眶、乳腺、皮下、肌肉、胰腺、甲状腺、心脏均可发生包虫感染。

优选路径

- 超声:为腹腔实质脏器包虫和腹腔包虫的首选检查方法。
- X线:是诊断肺包虫病和骨包虫病的首选方法。
- CT:是诊断包虫病及相关并发症的重要方法,可用于全身各器官的检查。

- MRI：对于复杂类型包虫病的诊断更有优势，特别是中枢神经系统病变。

影像要点

肝包虫病

- 肝囊型包虫病
  - ◇ 超声
    - ➢ 单发型：无回声的圆形或椭圆形孤立液性暗区。
    - ➢ 子囊型：包虫特有的"囊中囊"征象，呈"足球"征或"车轮"征（图 45-1）。

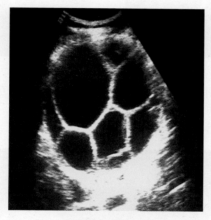

图 45-1 肝囊型包虫病（子囊型）
超声示母囊内含大小不等小球形子囊
暗区，其回声低于母囊囊液

  - ◇ CT
    - ➢ 单纯囊肿型：肝内边缘光滑、锐利，密度均匀的单发或多发大小不等圆形、椭圆形低密度影，囊壁为厚约 1 ~ 5mm 的线状致密影，增强扫描囊腔内无明显强化。

➢ 多子囊型：母囊内出现子囊是肝包虫病的特征性表现。
母囊液分散在子囊间且密度较子囊液高（图 45-2，图
45-3）。

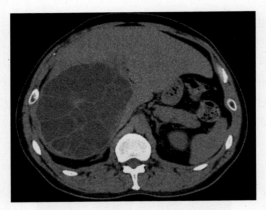

图 45-2　肝囊型包虫病（多子囊型）
CT 平扫示肝右叶包虫，众多子囊充满母囊，互相
挤压呈"蜂房"征

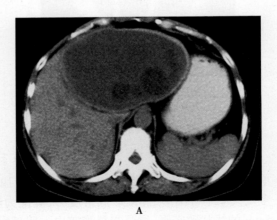

A

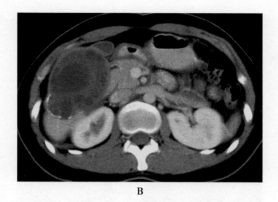

B

图 45-3 肝囊型包虫病(多子囊型)
A、B. CT 平扫示肝内多发类圆形低密度影,其内可见多
个更低密度类圆形子囊影,边缘光滑锐利,边界清楚;肝
右叶病灶后外缘钙化,增强扫描未见明显强化

➤ 破裂型:仅内囊破裂,囊内容物局限于外囊内,出现波
浪状皱褶的内囊膜,即"飘带"征(图 45-4)。若内、外
囊均破裂,则为直接破裂型,包虫囊塌陷、变形,囊壁不

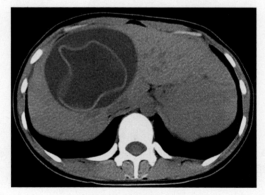

图 45-4 肝包虫破裂
CT 平扫示破裂的包虫囊壁塌陷收缩,漂浮在囊
液中呈典型的"飘带"征

清,腹腔、肝脏周围可见积液和子囊影(图 45-5)。

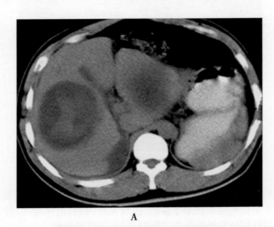

A

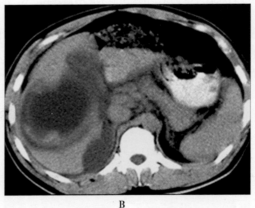

B

图 45-5　肝包虫破裂

A、B. CT 平扫示肝右叶囊肿破裂,病灶边缘模糊,囊
腔内密度增高,胆囊窝及肝周可见积液

> 囊肿钙化型:囊壁呈弧线样连续或不连续钙化或壳状、
> 斑点状钙化。

✧ MRI

> 单发型：典型者为类圆形病灶，界限清楚，边缘光滑锐利，在 T_1WI 上为低信号，在 T_2WI 上为高信号。增强扫描示囊肿无强化。

> 子囊型：母囊内含子囊时表现为"玫瑰花瓣"状征象，为肝囊型包虫病的特征性表现（图 45-6）。在水成像

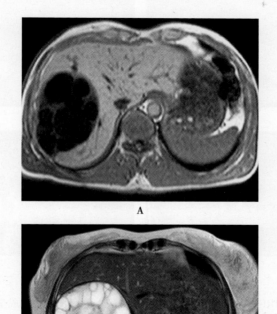

A

B

图 45-6 肝囊型包虫病（多子囊型）
A、B. MRI T_1WI 示肝右叶囊肿，子囊沿母囊壁排列呈玫瑰花瓣状

上显示更清晰,并可显示其与胆道的关系。

➤ 实变型:MRI 显示为实质性病灶,边缘光滑、锐利,近似良性肿瘤(图45-7)。

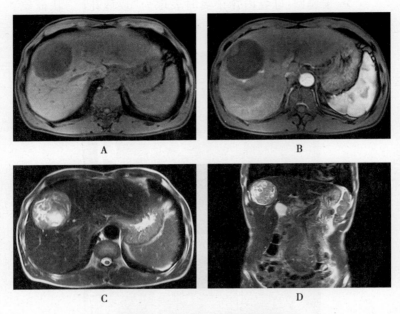

图 45-7　肝囊型包虫病(实变型)

A ~ D. MRI T_1WI 示肝右叶囊肿,内囊塌陷,囊液吸收浓缩或呈干酪样变,近似于实质肿瘤的信号,T_2WI 呈不均匀高信号,增强病灶未强化

➤ 破裂型:囊内信号不均匀,内囊与外囊剥离,可见破裂的内囊漂浮在囊腔形成"飘带"征(图45-8);水成像技术可清楚显示包虫囊破裂及进入胆道的情况。

- 肝泡型包虫病
  ◇ CT
    ➤ 不规则团块状混合密度影,边界模糊,病灶内散在数量不等的密集小点状钙化或大小不等的囊状低密度影。

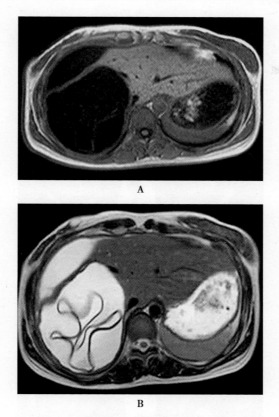

图 45-8　肝包虫破裂

A、B. MRI T_1WI T_2WI 示破裂的包虫囊壁塌陷收缩,
漂浮在囊液中呈"飘带"征

➢ 增强后病灶边缘可见不规则强化,但因为周围肝脏实
   质的强化而使病灶境界变得清楚,类似"地图"样征象
   (图 45-9)。

✧ MRI

➢ 病灶浸润特征:肝实质内不规则团块状病灶,病变境界
   模糊,内部信号不均匀,无包膜。病灶在 T_1WI 上为略

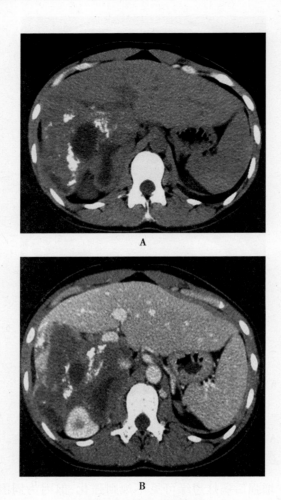

图 45-9 肝泡型包虫病
A. CT 平扫示肝右叶不规则形低密度病灶,边界模糊,其内可见多发钙化灶和囊变区;B. 增强扫描病灶未见明显强化,边界清楚

高信号,在 T_2WI 上为混杂的低信号。增强扫描示肿
块无强化。

➢ 病灶液化特征:泡状棘球蚴增殖成巨块病灶,内部实
  变,血管闭塞,缺血坏死,液化成胶冻状,形成部位不
  定、形态不规则的"熔岩"状,即在 T_1WI 上为更低信
  号,在 T_2WI 上则为更高信号(图 45-10)。

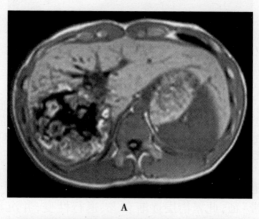

A

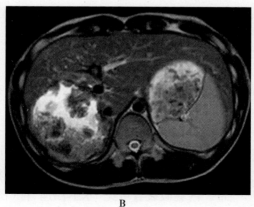

B

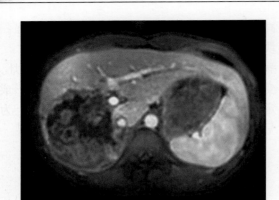

C

图 45-10　肝泡型包虫病

A、B. MRI 示肝右叶泡球蚴病灶,病灶内部液化灶形状为"熔岩"状,T_1WI 上呈低信号,T_2WI 上呈更高信病灶内可见斑片状钙化;C. 增强扫描病灶边界清楚,无强化

> 泡球蚴向外周增殖而形成低信号的"浸润带"或"晕带"征,此繁衍层逐渐衰老、退行性变,并沉积钙盐,变为"钙化带"。钙化在 MRI 上信号不均,典型的钙化灶在 T_1WI 和 T_2WI 上均为低信号。

肺包虫病

- X 线
  - ✧ 典型的肺包虫囊肿表现为圆形、卵圆形或边缘有切迹,呈分叶状,为单发或多发的孤立实影,边缘整齐,界限清晰,密度均匀。
  - ✧ 肺包虫破裂,若外囊仅有细小的裂口,内囊未破,可有少量气体窜入内外囊壁之间,在包虫囊上部出现狭长的"新月"形气带。内囊破裂者可见"水上浮莲"征(图 45-11)。
- CT
  - ✧ 肺囊型包虫病

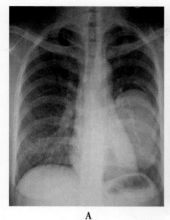
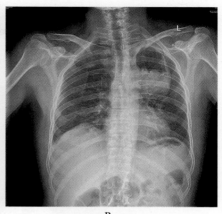

A

B

图 45-11　肺包虫

A. X 线胸片示左下肺圆形肿块,边缘光滑,边界清楚,密度均匀上缘可见新月形气体影;B. 内囊塌陷并漂浮于囊液面上,即"水上浮莲"征

> ➢ 单发或多发液性低密度病灶,CT 值接近水密度,圆形或类圆形,囊壁菲薄,部分囊壁有钙化。
> ➢ 增强扫描示病灶无强化。
> ➢ 包囊破裂后,可出现"新月"征和"水上浮莲"征(图 45-12)。

◇ 肺泡型包虫病
> ➢ 肺内多发病灶,肺野外带居多,呈小结节状或小斑片状软组织密度影,边界略模糊(图 45-13)。
> ➢ 病灶内部常合并钙化、液化及空洞。

腹、盆腔及腹膜后包虫病

● 超声
◇ 多发性腹腔包虫常见,多有子囊,常形成"囊连囊"和"囊中囊"之影像。

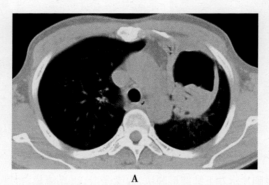

A

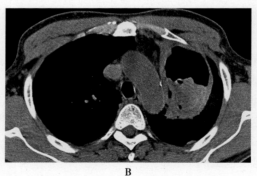

B

图 45-12　肺包虫

A、B.　CT 示右上肺囊实性肿块,边缘光滑,边界清楚,内囊塌陷并漂浮于囊液面上,呈"水上浮莲"征

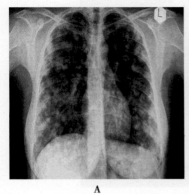 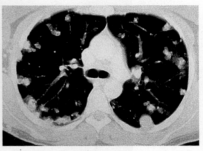

A   B

图 45-13 肺泡型包虫病

A. X 线胸片示两肺弥漫分布斑片状阴影,边界不规则,边界欠清
楚;B. CT 示两肺分布大小不等,梅花瓣状密度增高结节影

- CT
  - ◇ 病灶分布于腹、盆腔脏器间隙或位于盆壁附近间隙,均推
    压邻近脏器(图 45-14)。

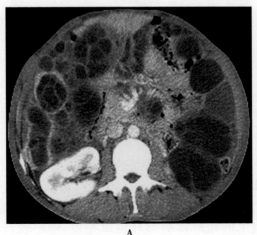

A

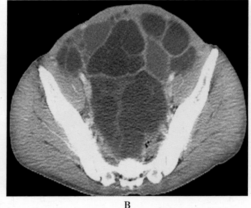

B

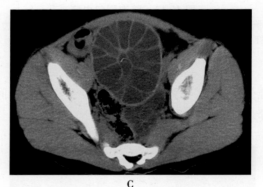

C

图 45-14　腹、盆腔囊型包虫病
A、B. CT 示腹腔肠祥间、结肠沟及后腹膜多发圆形、
类圆形低密度灶,无强化,囊壁光滑,壁厚均匀;C. 子
囊占据母囊内所有空间,使少量的母囊液分散于子囊
之间,整个病灶似有厚隔分开,形状如同玫瑰花瓣状

◇ 常并发腹腔内脏器的囊型包虫灶。

脾包虫病

● 超声

◇ 脾包虫的超声诊断与肝包虫相似,回声较肝组织回声

略弱。

- CT
  ◇ 与肝包虫相似,皆为实性脏器内的占位性病变,CT 征象与肝包虫类似(图 45-15)。

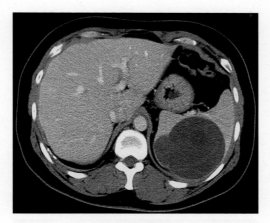

图 45-15　脾囊型包虫病
CT 示脾脏内类圆形囊性病灶,边界清楚,增强未见强化,其内可见更低密度的子囊

- MRI
  ◇ 脾包虫与肝包虫囊肿一样皆为实质脏器的占位性病灶,MRI 表现与肝囊型包虫类似。

肾包虫病

- 超声
  ◇ 超声表现为肾内一个或数个类圆形暗区,有一定张力,囊壁较一般囊肿壁厚。
- CT
  ◇ 单囊型:肾内见圆形、类圆形边缘光整、清晰的水样密度,囊壁较厚,呈弧线样钙化。

◇ 多子囊型：母囊腔内数量不等的小圆形或不规则形的更低密度子囊影；有时为多个较大的、形状不太规整的子囊，子囊之间被假性分隔分开，子囊充满整个囊腔，形如厚分隔状（图 45-16）。

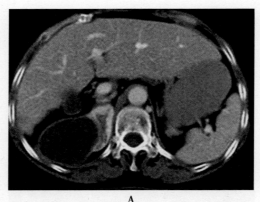

A

B

图 45-16　肾囊型包虫病

A. CT 示右肾实质内类圆形边缘光整的囊性病变，病灶未见强化；B. 右肾多囊包虫内多个子囊分散在母囊内，子囊相互拥挤呈"桑葚"状

- MRI
  - ◇ 典型的囊型包虫在 T_1WI 上为低信号,在 T_2WI 上为高信号。
  - ◇ 囊型包虫增强扫描示囊壁无强化。

脑包虫病

- CT
  - ◇ 脑囊型包虫病
    - ➢ 单发多见,偶有多发。
    - ➢ 平扫为圆形或卵圆形囊性肿物,密度均匀,接近脑脊液密度;边缘光滑、清楚,周围多无水肿。
    - ➢ 囊肿可以伴随占位效应,表现为局部脑室的受压变形或闭塞。
    - ➢ 增强扫描示多数囊肿边缘无强化,少数病灶边缘可有轻微环状强化。

- MRI
  - ◇ 脑囊型包虫病
    - ➢ 单发或多发囊性病灶,T_1WI 低信号、T_2WI 高信号,囊壁多呈连续一致的低信号影(图 45-17)。
    - ➢ 增强扫描无强化。
  - ◇ 脑泡型包虫病
    - ➢ 病灶呈浸润性生长,界限欠清,多有占位效应和灶边水肿。
    - ➢ 病灶在 T_1WI 上呈等信号,在 T_2WI 上以低信号为主(图 45-18)。

骨包虫病

- X线
  - ◇ 早期
    - ➢ 骨髓质内局限性骨纹吸收而稀疏,骨质破坏,密度减低。

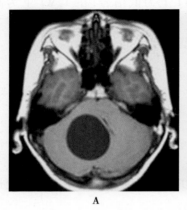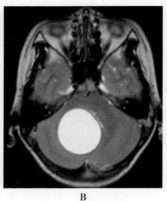

A   B

图 45-17 脑囊型包虫病

MRI 示小脑囊性占位,呈水样信号,边界清楚,有占位效应,包膜完整

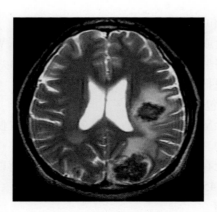

图 45-18 脑泡型包虫病

MRI T$_2$WI 示脑内多发不规则型病灶,病灶
以低信号为主,周边环绕水肿带呈高信号

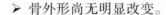

➤ 骨外形尚无明显改变。

◇ 中期

  ➤ 蜂窝状囊形骨质缺损,连续蔓延且较广泛,囊壁骨质硬化,形如中空的囊状骨壳,边缘清晰、界线锐利。

  ➤ 长管状骨外形增粗,不规则膨隆畸形,如破鱼网状,并可见粗乱硬化的骨壳及大小不等的囊腔。

◇ 晚期

  ➤ 囊状空腔扩大、增多,侵及全骨块,骨皮质表面大泡形突起、畸形尤其明显,可形成边界不整齐的分离骨片。

● CT

◇ 松质骨内局限性骨质破坏区,边界清楚,周边有硬化。

◇ 内部不完整的环形、弧形高密度线条状骨嵴将其分隔成蜂窝状或多房状。若包虫突破被膜进入周围软组织,则在软组织内可见囊样低密度区(图45-19)。

● MRI

◇ 病灶呈膨胀性生长,骨质呈偏心性破坏。

◇ 位于骨旁软组织的病灶,可表现为母囊内充满大小不等或相近的子囊,呈"玫瑰花瓣"状或"桑葚"状排列,母囊的 T_1WI 信号高于子囊(图45-20)。

心脏包虫病

● X线

◇ 心缘局限性隆起。

● CT

◇ 能够明确包虫病灶的类型和影像表现特点。增强扫描可显示心脏明显强化而包虫病灶无强化,从而更易判断病灶的部位和性质。

● MRI

◇ 除能够精确定位外,还能清楚、准确地显示包虫囊肿本身及其与邻近结构的关系(图45-21)。

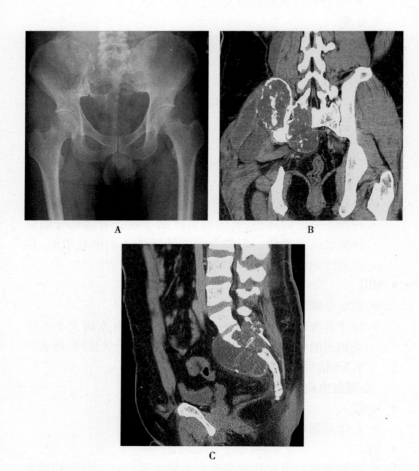

A B

C

图 45-19 骨囊型包虫病

A. X 线示右侧髂骨及骶骨骨质破坏,病变边界清楚;B、C. CT 示髂骨及骶骨膨胀性骨质破坏,边界清楚,其内可见斑片状骨化影

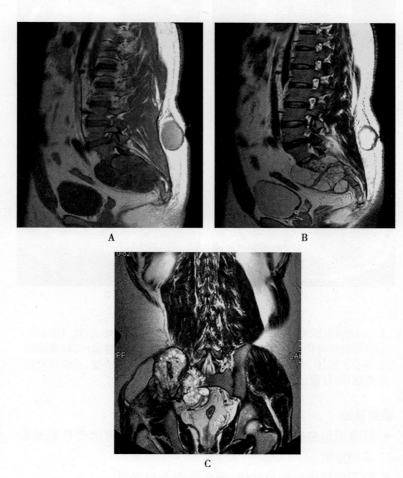

图 45-20 脊柱包虫病

A～C. MRI 示骶骨骨质破坏区域,由多个囊泡构成,T_1WI 呈低信号,T_2WI 呈高信号,其内可见分隔;约 $L_{4～5}$ 水平背侧软组织内见一卵圆形长 T_1 长 T_2 信号病灶

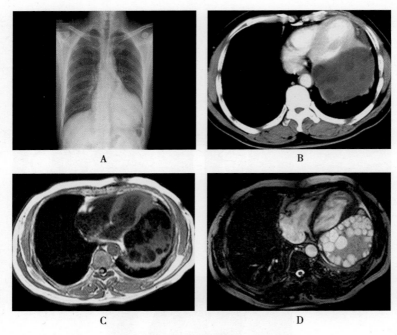

图 45-21　心脏包虫病

A. X 线示心影增大,以左心室向左侧扩大为主,密度增高;B. CT 示左心室壁囊性肿物,其内可见大小不一的子囊散在于母囊液内,母囊液密度高于子囊;C、D. MRI 示左心室壁多囊性病灶,边界清楚,子囊信号呈水样信号,母囊信号呈等信号

鉴别诊断

- 肝囊型包虫病需与肝囊肿、细菌性肝脓肿、阿米巴性肝脓肿等相鉴别。
- 肝泡型包虫病需与肝癌、肝血管瘤等相鉴别。
- 肺包虫病需与肺脓肿、空洞型肺结核、支气管囊肿等相鉴别。
- 脑包虫病需与表皮样囊肿、脑转移瘤、蛛网膜囊肿等相鉴别。
- 骨包虫病需与骨巨细胞瘤、椎体结核、骨囊肿、动脉瘤样骨囊肿等相鉴别。

第四十六节　黑　热　病

定义

- 黑热病(Kala azar)又称内脏利什曼病(visceral leishmaniasis),是由杜氏利什曼原虫(*Leishmania Donovani*)引起、经白蛉传播的慢性地方性传染病。
- 《中华人民共和国传染病防治法》规定的丙类传染病。

流行病学

- 传染源:患者与病犬为主要传染源。
- 传播途径:中华白蛉是我国黑热病的主要传播媒介,主要通过白蛉叮咬传播。
- 易感人群:人群普遍易感,易感性随年龄增长而降低。

临床要点

- 潜伏期一般为 3~6 个月,最短为 10 天左右,最长可达 9 年。
- 典型临床表现
  - ◇ 主要症状是长期不规则发热,典型的热型是双峰热型。
  - ◇ 患者常有出汗、疲乏、无力及全身不适。
  - ◇ 病程晚期可出现贫血、营养不良、鼻出血、牙龈出血及皮肤出血点等。
  - ◇ 感染较重时,患者面部、四肢等皮肤逐渐呈现暗黑色,因而本病也称为黑热病。
  - ◇ 全身淋巴结轻度肿大及肝、脾体积增大。
  - ◇ 脾呈进行性增大,发病 2~3 周即可触及,半年可平脐,最终可达盆腔。初期质地柔软,随着病程进展,脾脏质地逐渐变硬。若脾内栓塞或出血,则可引起脾区胀痛和压痛。
  - ◇ 病程中症状缓解与加重可交替出现,病程可迁延数月。
- 特殊临床类型
  - ◇ 皮肤型黑热病

◇ 淋巴结型黑热病

◇ 艾滋病并发黑热病

- 黑热病相关并发症

  ◇ 继发细菌性感染：易并发肺部炎症、细菌性痢疾、齿龈溃烂、走马疳等。

  ◇ 急性粒细胞缺乏症：高热、极度衰竭、口咽部溃疡、多合并坏死、局部淋巴结肿胀及外周血中粒细胞计数显著减少，甚至消失。

优选路径

- 超声、CT、MRI 等检查有助于腹部病变及相关并发症的检出，但不能进行定性诊断。

影像诊断

- 超声

  ◇ 主要表现为肝、脾体积增大，部分患者可出现巨脾（图 46-1）。

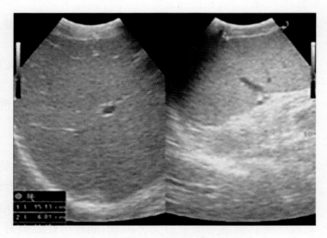

图 46-1　黑热病脾大
超声示脾脏增大

- CT
  - ◇ CT 表现无特异性。常显示为肝、脾大,部分患者可出现脾梗死、肝脓肿样改变(图 46-2)。

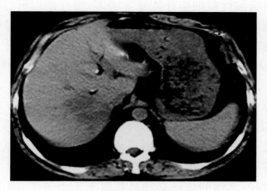

图 46-2　黑热病肝脏病变
CT 示肝右叶多发片状低密度灶,边界模糊

鉴别诊断

- 急性期需要与结核病、伤寒、疟疾、斑疹伤寒、急性血吸虫病、阿米巴肝脓肿相鉴别。
- 亚急性期和慢性期需与布鲁菌病、迁延性沙门菌属感染、白血病、恶性组织细胞病、传染性单核细胞增多症、淋巴瘤、慢性血吸虫病及慢性疟疾相鉴别。
- 皮肤型黑热病需要与麻风、雅司病和梅毒鉴别。

第四十七节　血 吸 虫 病

定义

- 血吸虫病(schistosomiasis)是血吸虫寄生于人体所致的疾病。能寄生于人体的血吸虫主要有 6 种,我国流行的是日本血吸虫病。

- 日本血吸虫病(schistosomiasis japonica)是日本血吸虫寄生在门静脉系统所引起的疾病。由皮肤接触含尾蚴的疫水而感染。急性期表现为发热、肝大与压痛,伴腹泻或排脓血便及外周血嗜酸性粒细胞计数显著增多;慢性期以肝、脾大为主;晚期则以门静脉周围纤维化病变为主,发展为门静脉高压症、巨脾与腹水。
- 《中华人民共和国传染病防治法》规定的乙类传染病。

流行病学

- 传染源:患者与保虫宿主,视不同流行地区而异。在水网地区,患者是主要传染源;在湖沼地区,除患者外,感染的牛与猪也是重要的传染源;在山丘地区,野生动物如鼠类也是本病的传染源。
- 传播途径:本病的传播必须具备以下 3 个条件,即:①带虫卵的粪便入水;②钉螺的存在、孳生;③人体接触疫水。
- 易感人群:人群普遍易感。

临床要点

分期

- 急性血吸虫病
  ◇ 常见于初次感染者,患者常有明确疫水接触史。
  ◇ 尾蚴性皮炎,可在 2~3 天内自行消退。
  ◇ 常在接触疫水后 1~2 个月出现发热,热型以间歇型最常见,这是判断病情的一个主要依据。
  ◇ 厌食、恶心、腹痛、腹泻和脓血便等消化系统症状。90%以上患者有肝区疼痛、肝大。
  ◇ 外周血嗜酸性粒细胞计数常显著增多,具有重要诊断参考价值。
- 慢性血吸虫病
  ◇ 以无明显症状者最多,偶然发现本病。
  ◇ 有症状患者以腹痛、腹泻为常见,常伴有肝、脾大。

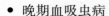

- 晚期血吸虫病
  - ✧ 病程多在 5～15 年以上。
  - ✧ 分为巨脾型、腹水型、结肠肉芽肿型和侏儒型 4 型。
  - ✧ 同一患者可同时具有 2～3 型的主要表现。

  异位损害
- 肺型血吸虫病。
- 脑型血吸虫病。
- 脊髓型血吸虫病。

  并发症
- 上消化道出血、肝性脑病、感染、肠道并发症（急性阑尾炎、不完全性肠梗阻、结肠癌等）。

优选路径
- 超声是肝型血吸虫病重要的检查方法。B 超可观察肝脏病变的形态学改变，判断肝纤维化程度，并可对肝穿刺活检进行定位。彩色多普勒还可观察血流和门静脉高压情况。
- X 线主要用于肺型血吸虫病的诊断。
- CT 可判断肝纤维化程度，对肝脏及肠管壁钙化显示良好。CT 对肺型血吸虫病、脑型血吸虫病的诊断也有重要价值。
- MRI 主要用于血吸虫中枢神经系统及腹部病变的诊断。

影像要点

  肝型血吸虫病
- 超声
  - ✧ 急性期
    - ➢ 肝脏轻度肿大或正常，回声稍密集，分布欠均匀。
    - ➢ 门静脉内径正常。
  - ✧ 慢性期
    - ➢ 肝脏缩小，以右叶为主，左叶增大，肝表面凸凹不平。
    - ➢ 肝内回声增粗、增强，分布不均匀或呈小斑块状，肝区呈强回声纤维条索；其间有小的透声区，呈"地图"样或"破棉絮"样。

> 门静脉管壁增厚,内径变细。

- CT
  - ✧ 急性期
    - ➢ 肝内可见多发低密度结节。
    - ➢ 增强扫描:动脉期病灶呈环状强化;静脉期病灶为中心轻度强化;延迟扫描病灶为较低密度。
  - ✧ 晚期(血吸虫性肝硬化)
    - ➢ 肝脏体积改变
      - ◆ 肝脏表现为不同程度的增大或缩小,肝裂增宽、肝叶比例失调。
      - ◆ 以左叶增大最多见,其次是尾叶。
    - ➢ 肝脏钙化
      - ◆ 线样、网状、"蟹足"状、"地图"状、团块状或包膜下钙化。
      - ◆ 包膜下钙化多呈线条状;汇管区门静脉周围钙化表现为团块状;如沿小叶表面伸展,则呈"蟹足"状;小叶间钙化相连则呈曲折线状;如线状钙化广泛,纵横交错则成为"地图"状或网状,此为最严重的一种形式(图47-1)。
      - ◆ 多种钙化形态可混合存在。
    - ➢ 汇管区改变
      - ◆ 汇管区增宽且密度降低,中心可见血管影。
      - ◆ 晚期血吸虫病的特征性表现之一。
    - ➢ CT增强
      - ◆ 分隔状强化呈线状,从肝脏深部向肝表面走行,钙化区和非钙化区均可见。
      - ◆ 包膜强化显示为沿肝表面分布的、长短不一的曲线状。

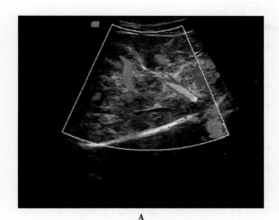

A

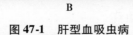

B

图 47-1 肝型血吸虫病

A. 超声示肝包膜欠光滑,肝实质回声增粗且不均匀,呈"地图"样改变,管网不清;B. CT 平扫示肝脏增大,密度不均,肝实质内多发线状钙化,呈"网格"状,脾脏增大

◆ 不定型强化者形态不规则,无一定部位分布。
➢ 脾脏钙化
◆ 斑片状成簇钙化。
◆ 包膜钙化及分隔状钙化相对较少。
➢ 门静脉系统钙化
◆ 见于门静脉、脾静脉及肠系膜上静脉。
◆ 钙化形态与血管走行相关。
➢ 门静脉高压
◆ 脾脏增大,晚期可形成巨脾。
◆ 腹水、门静脉及其属支血管扩张等。
➢ 并发症
◆ 慢性胆囊炎或胆囊结石:胆囊壁增厚,超过 3mm,胆囊体积较小,胆囊及胆管内可见高密度结石。
◆ 肝癌:影像学特点与一般肝癌相同。

● MRI
◇ 肝内宽纤维间隔呈线条状,T_1WI 低信号,T_2WI 高信号,其形态与肝内血管影相似。
◇ 增强扫描示纤维间隔虽有明显强化,但与肝血管相比呈相对低信号。
◇ 肝硬化及门静脉高压征象。

肺型血吸虫病

● X 线
◇ 急性肺型血吸虫病
➢ 初期仅见肺纹理增多、增粗。初期病变出现早,消退快,持续时间约为 2~3 周。
➢ 后期肺内可见散在密度不均、大小不等、边缘较模糊的粟粒样阴影,直径为 2~5mm,病变多分布在中下肺野,部分可融合成片状或"雪花"状。
◇ 慢性肺型血吸虫病

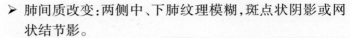

- ➤ 肺间质改变:两侧中、下肺纹理模糊,斑点状阴影或网状结节影。
- ➤ 肺部感染
  - ◆ 肺部大片状致密影,其内可见液平面,边缘模糊。
  - ◆ 斑片状或云絮状阴影,边缘不清。
  - ◆ 肺内片状阴影,边缘较清晰。
  - ✧ 肺不张:常位于肺底部,显示为靠近膈面的、长2~5cm、宽1~2cm、条状或盘状致密影,随呼吸节律运动,以腹水型患者居多。
  - ✧ 胸腔积液:肋膈角变钝,为肺底积液或包裹性积液。
- CT
  - ✧ 急性肺型血吸虫病
    - ➤ 一过性微结节影。
    - ➤ 支气管壁增厚。
  - ✧ 慢性肺型血吸虫病
    - ➤ 肺野内裂隙状的渗出影,多发纤维条索影。
    - ➤ 典型的结节或微结节影。结节多分布于中下肺野,胸膜下或支气管分叉处,结节中心部分密度较高,边缘不清晰,周围可见磨玻璃样渗出,呈现"晕"征(图47-2)。
    - ➤ 肺间质纤维化和肺动脉高压见于病程较久者。

脑型血吸虫病
- 部位:病灶以大脑半球皮质、皮质下、顶叶多见。
- CT
  - ✧ 病变部位低密度影,周围有低密度水肿,水肿呈"指套样"分布,占位效应明显。
  - ✧ 增强后病灶呈环状或团块状强化。
  - ✧ 血吸虫肉芽肿具有延迟强化的特点,以延迟扫描5~15分钟时强化最明显,即"慢强化、慢消退、融合成团"的特征性表现(图47-3)。

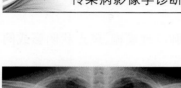

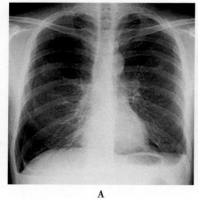
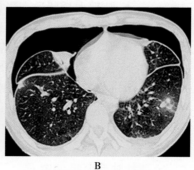

A   B

图 47-2 肺型血吸虫病、气胸

A. X线胸片示双肺散在斑片影，边缘模糊，双侧气胸；B. CT平扫示双肺散在结节影，结节周围呈磨玻璃样密度。双侧叶间裂增厚，双侧气胸

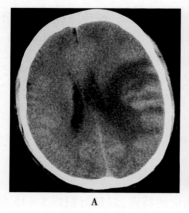
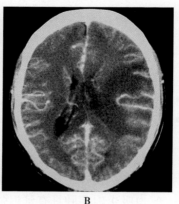

A   B

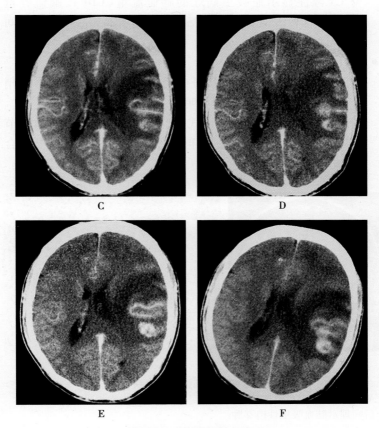

图 47-3 脑型血吸虫病

A. CT 平扫示左侧颞叶大片状混杂密度影,呈指套样水肿;B. CT 增强后 60 ~ 90 秒扫描示动脉炎性充血表现,病灶可见散在粟粒状强化点; C. 2 ~ 5 分钟扫描示病灶内多发小结节状强化灶;D. 5 ~ 10 分钟扫描示小结节状强化灶数目增多,范围扩大;E. 10 ~ 15 分钟扫描示小结节状强化灶明显强化且融合成团;F. 15 ~ 20 分钟扫描显示病灶强化逐渐消退;整个增强过程呈"慢强化、慢消退、融合成团"的特征性表现

◇ CT 灌注显示血吸虫病灶的脑血流量（CBF）、脑血容量（CBV）和表面通透性（PS）值明显增高，平均通过时间（MTT）明显减低。

- MRI
  ◇ 病变部位 T_1WI 呈等信号或稍低信，T_2WI 呈高信号或稍高信号，水肿和占位效应明显。
  ◇ 增强后病灶出现不同形式强化，表现为大小不等的结节状、泥沙样、环状或斑片样强化，多个小结节病灶可融合成簇状（图 47-4）。

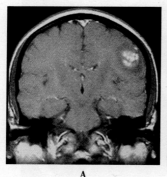
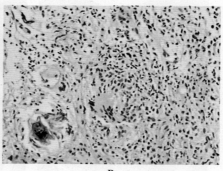

A   B

图 47-4 脑型血吸虫病

A. MRI 增强示左侧顶叶低信号病变呈斑点状，结节状明显强化；B. 术后病理示脑血吸虫性肉芽肿

◇ 强化位于皮质或皮质下灰白质交界处，周围常见大面积水肿，呈"指套样"向皮质伸展。
◇ 在 DWI 图像上，病灶呈等信号或稍高信号，不能与周围水肿及脑组织区分。
◇ 在 ADC 图像上，与正常脑组织相比，其 ADC 值增高；在指数化表观扩散系数（exponential apparent diffusion coefficient，eADC）图上，eADC 值较正常脑组织减低。

脊髓型血吸虫病

- MRI
  - ✧ 病变多累及脊髓圆锥及邻近段脊髓。
  - ✧ 病变段脊髓稍肿胀,伴或不伴有马尾神经根增厚。
  - ✧ 病灶在 T_1WI 上呈等或稍低信号,在 T_2WI 上呈较高信号,但其信号强度明显低于脑脊液。
  - ✧ 髓腔受压变窄、变形。
  - ✧ 3 种强化形式:髓内结节型、脊髓周围型、脊髓神经根线型。

血吸虫病肠道病变

- X 线
  - ✧ 早期
    - ➤ 肠道功能紊乱,动力增快,口服钡餐后 6~12 小时全部结肠充盈钡剂。
    - ➤ 肠管张力增高,管腔细狭,黏膜粗乱。
    - ➤ 钡剂灌肠可无异常表现,或有降结肠、乙状结肠痉挛现象。
  - ✧ 晚期
    - ➤ 溃疡
      - ◆ 龛影大小不一,呈"小锯齿"状或"米粒"状。
      - ◆ 锯齿状龛影多在钡剂充盈相出现。
      - ◆ "米粒"状龛影于气钡双重造影显示最佳,呈深约 2~3mm 的点状密度增高影突出于肠腔之外,边缘常不整齐。
    - ➤ 黏膜增生
      - ◆ 息肉样增生较常见,多见于乙状结肠。
      - ◆ 散发,直径为 3~12mm,黏膜相呈类圆形或蜂窝状充盈缺损,气钡双重造影呈"鱼鳞"状表现。
    - ➤ 肠腔狭窄

◆ 常见于降结肠中下段,狭窄段长短不一,多约为 2~10mm。

◆ 狭窄程度不等,与正常段移行而无明显界限。

◆ 肠管痉挛性狭窄,边缘多光滑,形态可变;纤维收缩引起的狭窄边缘较毛糙,形态较固定。

➤ 肠管僵直、缩短

◆ 多见于降结肠下段和乙状结肠。

◆ 受累肠段袋形消失,边缘僵直、扩张受限,黏膜纹多消失。

◆ 病变范围广泛者结肠缩短,脾曲圆钝、下移,横结肠拉直。

➤ 肉芽肿

◆ 结肠腔内肿块多见,常见于降结肠、乙状结肠段。较大的充盈缺损,边缘不规则,附近常有较多小息肉。局部肠腔狭窄,狭窄以上肠腔扩大,可合并肠套叠或肠梗阻。

◆ 肠周肿块少见,多见于下腹部或左髂窝,直径可达 20cm。肿块紧绕在肠管周围,局部肠管僵直。

➤ 肝硬化

◆ 出现腹水时,可见小肠漂浮、间距增宽,脾大压迫结肠脾曲下移。

➤ 癌变

◆ 1%~2%慢性血吸虫肉芽肿会恶变成结肠腺癌。

◆ 癌变者局部黏膜破坏明显,充盈缺损较大,可出现较大的浅平龛影,周围有指压迹征,病变与邻近肠段分界突然。

• CT

◇ 沿肠壁分布的线形或弧线形钙化。

◇ 后期肠壁增厚,肠腔变窄,以直肠和乙状结肠最为显著

（图 47-5）。

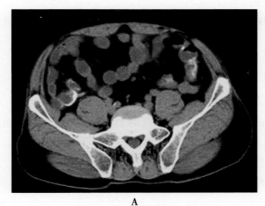

图 47-5　血吸虫病肠道病变
A. CT 平扫示回盲部、阑尾、降结肠肠壁钙化；B. 直
肠、乙状结肠肠壁钙化

鉴别诊断

- 肝型血吸虫病需与阿米巴肝脓肿、肝炎后肝硬化、原发性肝
  癌等相鉴别。

- 脑型血吸虫病需与胶质瘤、脑囊虫性肉芽肿、转移瘤、脑结核等相鉴别。
- 脊髓型血吸虫病需与脊髓内肿瘤、脊髓炎等相鉴别。

第四十八节 疟 疾

定义
- 疟疾(malaria)是经按蚊(以雌性按蚊为主)叮咬而感染疟原虫所引起的寄生虫病,分为间日疟、卵形疟、三日疟和恶性疟4种类型。
- 《中华人民共和国传染病防治法》规定的乙类传染病。

流行病学
- 传染源:疟疾患者和疟原虫携带者。
- 传播途径:疟疾的传播媒介为雌性按蚊,经叮咬人体传播。
- 易感人群:非流行地区居民对疟疾均易感。在疟疾高发区,25岁以上者可对疟疾有一定免疫力;但年幼者仍属易感,以2岁以内发病率最高。各型疟疾之间亦无交叉免疫性。

临床要点
- 反复发作的周期性寒战、高热、头痛、出汗、贫血及脾大为特征。
- 并发症
  - ◇ 脑型疟疾
    - ➤ 最多见,病情凶险,病死率较高。
    - ➤ 常以高热、寒战起病,伴有剧烈头痛、恶心和呕吐,随后出现嗜睡、谵妄、全身抽搐,逐渐进入昏迷。患者多有脾大、贫血,少数有肝大。
  - ◇ 肺型疟疾
    - ➤ 伴有典型和不典型疟疾全身症状。
    - ➤ 以呼吸系统症状为突出表现的临床综合征。包括疟疾性支气管炎、疟疾性肺炎、疟疾性哮喘、疟疾性间质性肺炎、肺水肿和成人呼吸窘迫综合征(ARDS)。

◇ 疟疾性肾病

➢ 急性肾衰竭。

➢ 肾病综合征。

◇ 黑尿热

➢ 黑尿热又称溶血-尿毒综合征(hemolytic uremic syndrome,HUS),是一种以微血管性溶血性贫血、急性肾衰竭和血小板计数减少为主要临床特征的疾病。

➢ 急性起病,寒战、高热,伴有腰、腹痛,尿量骤减,数小时后即出现黑褐色血红蛋白尿。

• 血涂片检查见疟原虫是确诊依据。

优选路径

• 超声:适用于初发病例的筛查,主要了解有无肝、脾大情况。

• X线:适用于肺型疟疾的诊断。

• CT:几乎适用于疟疾及其所有并发症的诊断,具有快速、准确和便捷的优点,尤其对肺型疟疾的诊断目前尚无其他影像手段能够取代。

• MRI:适用于疟疾及其多数并发症(除肺型疟疾外)的诊断。

影像要点

脑型疟疾

• CT

◇ 脑水肿常见。

◇ 脑型疟疾的CT表现分为下列4种类型。

➢ 正常。

➢ 弥漫性脑水肿。

➢ 弥漫性脑水肿伴双侧丘脑低密度病灶。

➢ 弥漫性脑水肿伴双侧丘脑和小脑低密度病灶。

➢ 后2种类型低密度病灶边界清楚,无出血表现。

- MRI
  - ◇ MRI 呈非特异性表现,弥漫性脑水肿常见。
  - ◇ T_2WI 和 FLAIR 可见双侧脑室旁白质、顶叶白质、胼胝体膝部及压部、丘脑、半卵圆中心等多发高信号病灶(图 48-1)。

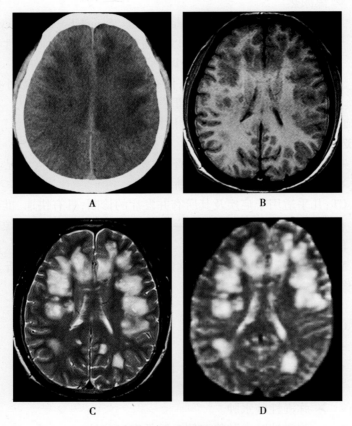

A

B

C

D

图 48-1 脑型疟疾

A. CT 平扫示双侧颞叶、额叶片状低密度影;B、C. MRI 平扫示双侧大脑半球斑片状长 T_1 长 T_2 信号影;D. FLAIR 示上述病灶呈高信号

❖ 磁敏感加权成像(susceptibility weighted imaging,SWI)可
　显示位于灰质-白质交界处、胼胝体、内囊等部位的弥漫性
　点状出血灶。
❖ DWI 病灶多无弥散受限。

肺型疟疾

- 超声
　❖ 胸腔积液。
- X 线
　❖ 分为以下 5 种类型。
　　➢ 支气管炎型:两肺纹理明显增粗增多,主要分布在两下
　　　野中内带,外带常见间质性改变,缺乏特异性。
　　➢ 间质性肺炎型:肺纹理增多、模糊伴有网点状阴影及小
　　　叶间隔改变,分布以中外带为主。
　　➢ 支气管肺炎型:两肺下野肺纹理增粗伴斑片状模糊阴影。
　　➢ 大叶性肺炎型:按肺叶或肺段分布的大片云雾状高密
　　　度阴影,肺段实变以基底部病变为主(图 48-2)。

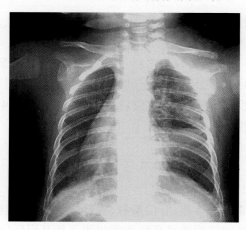

图 48-2　肺型疟疾(大叶性肺炎型)
X 线胸片示右肺中叶楔形致密影

> 肺水肿。
◇ 胸膜增厚、胸腔积液等。
- CT
    ◇ 肺水肿:双肺对称性大片状渗出影(图48-3)。

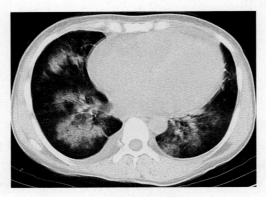

图 48-3　肺型疟疾
CT 示双肺肺水肿,心脏增大,右侧胸腔积液

◇ 支气管炎:双肺支气管血管束增粗、增多紊乱,以双肺下
　叶为著。
◇ 肺炎:支气管血管束增粗、增多、紊乱,可见以肺门为中心
　的斑片状、大片状、甚至肺段或肺叶实变影(图48-4)。
◇ 肺泡积血:局限性或弥漫性磨玻璃样阴影(图48-5)。
◇ 胸腔积液。
腹部病变
- 超声
    ◇ 肝、脾大常见。
    ◇ 肝实质回声增粗,肝门静脉、脾静脉扩张,出现腹水。
    ◇ 自发性脾破裂者可见膈面脾包膜下新月形低回声区。
- CT

270

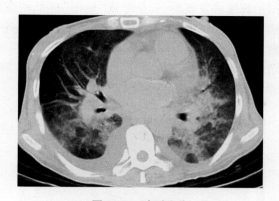

图 48-4 肺型疟疾
CT 示双肺支气管血管束增粗增多紊乱,以肺门为中心斑片状实变影,双侧少量胸腔积液

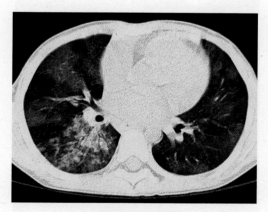

图 48-5 肺型疟疾
CT 示双肺肺水肿(肺泡积血),心脏增大

◇ 常见肝、脾大。

◇ 增强扫描显示动脉期脾脏轻度强化,静脉期呈中度强化,这两期强化程度均低于肝脏强化程度。

◇ 平扫示脾缘多发楔形、长条形或"地图"样低密度灶,增强
  扫描无强化;其中,楔形病灶被认为是脾梗死的典型
  表现。

◇ 肝功能损害表现为肝内淋巴淤滞(图48-6),巨脾及多发
  性脾梗死常见于重度恶性疟疾(图48-7)。

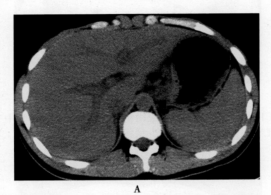

A

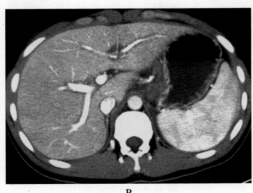

B

图 48-6　疟疾腹部病变(肝脾大、肝内淋巴瘀滞)

A. CT平扫示肝脏体积略增大,肝内门静脉左、右支
两侧见条形、环形略低密度影,脾脏体积略增大;
B. 增强扫描示肝内门静脉、下腔静脉周围无强化
区,呈条形低密度"轨道"征和环形低密度"晕"征

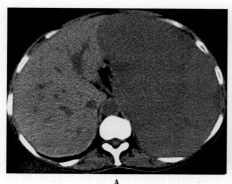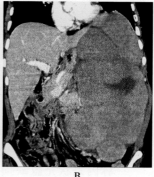

图 48-7　疟疾腹部病变(巨脾、脾梗死)

A. CT 平扫示脾脏体积明显增大,超越腹中线,胃及腹主动脉受压向右侧移位。脾内多发条状低密度病灶,边缘模糊;B. 矢状面图像,增强扫描示脾低密度区未见强化

◇ 肾脏受累表现为急性肾功能不全或肾衰竭改变;平扫示双肾密度减低,皮髓质分界不清,或见斑片状减弱强化灶。

◇ 胃肠道疟疾主要表现为胃肠道广泛水肿、腹水(图 48-8)。

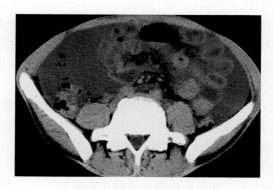

图 48-8　疟疾肠道病变、腹水

CT 示小肠壁和结肠壁肿胀,肠管周围环绕液性密度影

- MRI
  - ◇ 肝脏体积增大，T_1WI 呈稍低信号，T_2WI 呈稍高信号。
  - ◇ 胆囊壁增厚，T_1WI 呈稍低信号，T_2WI 呈稍高信号。
  - ◇ 门静脉和脾静脉增宽。
  - ◇ 脾脏体积增大或巨脾，T_1WI 呈稍低信号，T_2WI 呈稍高信号。
  - ◇ 脾梗死表现为脾脏内不规则、楔形或"地图"样 T_1WI 低信号，T_2WI 呈高信号改变；Gd-DTPA 增强扫描示扩张脾静脉内条状充盈缺损，脾破裂出血表现为包膜下或实质内 T_1WI 高信号灶。
  - ◇ 胃肠道增厚表现为正常情况下所示的肠壁 3 层结构消失，出现呈模糊的 T_1WI 稍低信号、T_2WI 高信号改变。
  - ◇ 腹腔内见 T_1WI 低信号，T_2WI 高信号影，T_2WI 压脂呈高信号。
  - ◇ 双肾实质分界不清，呈模糊 T_1WI 低信号，T_2WI 高信号。

其他
- 皮下软组织广泛肿胀
  - ◇ 超声：皮下软组织回声减低。
  - ◇ CT：皮下软组织增厚，皮下脂肪密度增高（图 48-9）。
  - ◇ MRI：皮下软组织增厚，皮下脂肪高信号部分或全部被 T_1WI 稍低信号，T_2WI 稍高信号取代，T_2WI 压脂信号未见减低。
- 多器官受累
  - ◇ 肝脏、脾脏和肺脏同时受累最多见，其次为肝脏、脾脏和脑同时受累（图 48-10），再次为肝脏和肺脏同时受累，4 个器官和胃肠道、软组织同时受累少见。

鉴别诊断
- 肺型疟疾需与其他病原菌所致肺炎相鉴别。
- 脑型疟疾需与脑炎、脑肿瘤相鉴别。

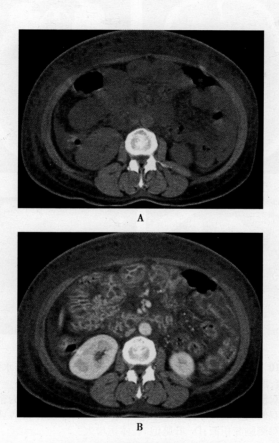

A

B

图 48-9 疟疾腹壁及肠壁水肿、腹水
A、B. CT 示腹壁及肠壁广泛肿胀,肠管周围环绕液
性密度影

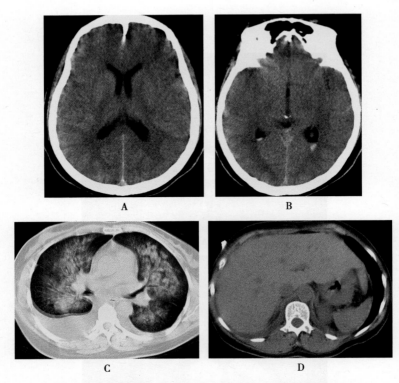

图 48-10　疟疾多器官病变（脑水肿、蛛网膜下腔出血、肺水肿、胸腔积液、肝大）

A、B. 双侧大脑半球脑沟、脑裂变窄或显示不清，部分脑沟密度略增高，双侧脑室后角小条状高密度影；C. 双肺弥漫分布磨玻璃样阴影，双侧胸腔积液；D. 肝脏饱满，体积增大

中英文名词对照

A 组 β 型溶血性链球菌	group A β-hemolytic *Streptococcus*
SARS 冠状病毒	SARS-coronavirus, SARS-CoV

B

巴尔通体	*Bartonella*
白喉	diphtheria
白喉棒状杆菌	*Corynebacterium diphtheriae*
百日咳	Pertussis, whooping cough
百日咳杆菌	*Bordetella pertussis*
斑疹伤寒	typhus
包虫病	hydatidosis, hydatid disease
包虫囊震颤征	hydatid-thrill
病毒性肝炎	viral hepatitis
伯氏疏螺旋体	*Borrelia burgdorferi*, Bb
不典型增生结节	dysplastic nodule, DN
布鲁菌	*Brucella*
布鲁菌病	brucellosis

C

成人型呼吸窘迫综合征	adult respiratory distress syndrome, ARDS
传染性非典型肺炎	infectious atypical pneumonia

D

带状疱疹	herpes zoster
登革病毒	dengue virus
登革出血热	dengue hemorrhagic fever, DHF
登革热	dengue fever, DF
地方性斑疹伤寒	endemic typhus
杜氏利什曼原虫	*Leishmania Donovani*

F

肺结核	pulmonary tuberculosis
肺炎衣原体	*Chlamydia pneumonia*, CP
风疹	rubella
风疹病毒	rubella virus, RV
副伤寒	typhoid fever
副伤寒沙门菌	*Salmonella paratyphi*

G

高致病性禽流感	highly pathogenic avian influenza, HPAI
钩端螺旋体病	leptospirosis

H

汉坦病毒	Hantan virus, HV
黑热病	Kala azar
获得性免疫缺陷综合征	acquired immune deficiency syndrome, AIDS
霍乱	cholera
霍乱弧菌	*Vibrio cholerae*

J

急性出血性结膜炎	acute hemorrhagic conjunctivitis, AHC
急性坏死性脑病	acute necrotizing encephalopathy, ANE
脊髓灰质炎	poliomyelitis

脊髓灰质炎病毒	poliovirus
甲型 H1N1 流感	A（H1N1）influenza
结核分枝杆菌	*Mycobacterium tuberculosis*，MTB
军团菌病	legionnaires disease

K

克罗伊茨费尔特-雅各布病	Creutzfeldt-Jakob disease，CJD
恐水症	hydrophobia
狂犬病	rabies
狂犬病病毒	rabies virus

L

莱姆病	Lyme disease，LD
痢疾	dysentery
立克次体	rickettsia
淋病	gonorrhea
淋病奈瑟菌	*Neisseria gonorrhoeae*
流行性斑疹伤寒	epidemic typhus
流行性出血热	epidemic hemorrhagic fever，EHF
流行性感冒	influenza
流行性感冒病毒	influenza virus
流行性脑脊髓膜炎	epidemic cerebrospinal meningitis
流行性腮腺炎	epidemic parotitis，EP
流行性乙型脑炎	epidemic encephalitis B

M

麻风	leprosy
麻风分枝杆菌	*Mycobacterium leprae*
麻疹	measles
麻疹病毒	measles virus
麻疹黏膜斑	Koplik spots
猫抓病	cat scratch disease，CSD

N

囊型包虫病	cystic echinococcosis
脑膜炎奈瑟菌	*Neisseria meningitidis*
内脏利什曼病	visceral leishmaniasis
尼帕病毒	Nipah virus, NiV
尼帕病毒性脑炎	Nipah virus encephalitis
疟疾	malaria

P

泡型包虫病	alveolar echinococcosis
破伤风杆菌	*Clostridium tetani*

R

人类免疫缺陷病毒	human immunodeficiency virus, HIV
日本脑炎	Japanese encephalitis
日本血吸虫病	schistosomiasis japonica
朊蛋白	prion protein, PrP

S

腮腺炎病毒	mumps virus, MuV
伤寒	paratyphoid fever
伤寒沙门菌	*Salmonella typhi*
肾综合征出血热	hemorrhagic fever with renal syndrome, HFRS
嗜肺军团杆菌	legionella pneumophila, LP
手足口病	hand-foot-and-mouth disease, HFMD
鼠疫	plague
鼠疫耶尔森菌	*Yersinia pestis*
水痘	varicella, chickenpox
水痘-带状疱疹病毒	varicella zoster virus, VZV
丝虫病	filariasis